炎症性肠病丛书

本系列图书受"胆固醇 25- 羟化酶（CH25H）在炎症性肠病中的作用及机制研究，国家自然科学基金，82370529""基于中国队列多组学分析的炎症性肠病精准诊疗技术研发及应用，广州市科技计划重点研发，2024B03J0466"项目出版资助

炎症性肠病
—— 靶向治疗

总主编　李明松

主　编　李　瑾　张　燕
　　　　王英德　江学良

中国教育出版传媒集团

高等教育出版社·北京

内容简介

本书基于最新的研究成果和临床真实数据，结合各位编者的临床经验，系统全面地介绍了靶向治疗（包括生物制剂、小分子化合物、白细胞吸附治疗和干细胞治疗）在炎症性肠病中的临床应用，为临床医师选择上述治疗措施提供建设性、实用性、指导性建议，有助于提高炎症性肠病精准靶向治疗的水平。

本书不仅可供消化内科、消化外科、儿科临床医师阅读，还是对炎症性肠病感兴趣的研究生、基础研究工作者和临床药师不可或缺的参考书。此外，本书对炎症性肠病患者及其家属也能提供治疗方案选择的参考。

图书在版编目（CIP）数据

炎症性肠病：靶向治疗 / 李明松总主编；李瑾等主编 . -- 北京：高等教育出版社，2025.3. -- ISBN 978-7-04-063122-7

Ⅰ . R516.105

中国国家版本馆 CIP 数据核字第 20247QB332 号

Yanzhengxing Changbing——Baxiang Zhiliao

项目策划　李光跃　张映桥

策划编辑　张映桥　　　责任编辑　张映桥　　　封面设计　王　鹏　　　责任印制　刘思涵

出版发行	高等教育出版社	网　　址	http://www.hep.edu.cn
社　　址	北京市西城区德外大街4号		http://www.hep.com.cn
邮政编码	100120	网上订购	http://www.hepmall.com.cn
印　　刷	北京联兴盛业印刷股份有限公司		http://www.hepmall.com
开　　本	787mm×1092mm　1/16		http://www.hepmall.cn
印　　张	9.25		
字　　数	176 千字	版　　次	2025 年 3 月第 1 版
购书热线	010-58581118	印　　次	2025 年 3 月第 1 次印刷
咨询电话	400-810-0598	定　　价	40.00元

本书如有缺页、倒页、脱页等质量问题，请到所购图书销售部门联系调换

版权所有　侵权必究

物 料 号　63122-00

编写人员名单

总 主 编　李明松

主　　编　李　瑾　张　燕　王英德　江学良

副 主 编　朱良如　毛靖伟　陈　良　青　青

编　　者（按姓名汉语拼音排序）

毕　俭（大连医科大学附属第一医院）

陈　良（同济大学附属第十人民医院）

陈婷婷（山东中医药大学第二附属医院）

陈修利（大连医科大学附属第一医院）

段雯祥（广州医科大学附属第三医院）

范秀晶（广州医科大学附属第三医院）

贺程程（广州医科大学附属第三医院）

江学良（山东中医药大学第二附属医院）

柯剑林（山东中医药大学第二附属医院）

李　瑾（中山大学附属第八医院）

李俊蓉（华中科技大学同济医学院附属协和医院）

李明松（广州医科大学附属第三医院/附属第一医院）

李　娜（大连医科大学附属第一医院）

凌方梅（华中科技大学同济医学院附属协和医院）

吕苏聪（广州医科大学附属第三医院）

毛靖伟（大连医科大学附属第一医院）

青　青（广州医科大学附属第三医院）

谭晓燕（大连医科大学附属第一医院）

王英德（大连医科大学附属第一医院）

吴　昊（大连医科大学附属第一医院）

余佳丽（山东中医药大学第二附属医院）

张文星（中山大学附属第八医院）

张　燕（四川大学华西医院）

周宇航（中山大学附属第八医院）

朱良如（华中科技大学同济医学院附属协和医院）

编写秘书　贺程程　张文星　周宇航

前　言

炎症性肠病（inflammatory bowel disease，IBD）是一种主要累及胃肠道的慢性炎症性疾病。其具体病因和确切的发生机制迄今仍未完全阐明。

IBD 的治疗以药物治疗为主，传统治疗药物（包括 5- 氨基水杨酸、激素、免疫抑制剂）的作用机制为广泛抗炎、抗免疫，未能针对精准靶点，相当一部分患者疗效不满意，并带来不同程度的不良反应，导致传统治疗日益不能满足临床需求。因此，研究者们一直致力于寻找特异性治疗靶点并开发相应靶向治疗药物。TNF-α 单抗是具有里程碑意义的生物制剂，自首个 TNF-α 单抗英夫利西于 1996 年被批准用于克罗恩病（Crohn disease，CD）治疗以来，10 余种针对不同靶点的生物制剂及小分子化合物纷纷涌现，开启了 IBD 的生物治疗时代，使 IBD 的自然病程和长期预后有了一定改善。除此之外，以免疫细胞和干细胞为靶点的白细胞吸附治疗和干细胞治疗也越来越多地应用于临床，为部分难治性 IBD 患者提供了更多选择。但上述靶向治疗还不能做到理想的精准靶向，因为 IBD 患者存在发病机制、疾病进展模式、对药物反应等多方面异质性，治疗前无法做到精准预测疗效和副作用，仍需不断深入研究及进行临床验证。

靶向治疗的临床应用比较复杂，广大临床医师在具体应用上存在不少困惑，为此，我们聚集了一批长期工作在 IBD 临床一线的中青年骨干，在总结临床实践经验的基础上，基于 IBD 的基础和临床研究的最新成果，以目前 IBD 诊断和治疗共识为准绳，组织编写了本书，以期提高 IBD 靶向治疗的规范化水平。

本书在编写过程中，得到了众多同行的帮助，在此深表谢意。高等教育出版社为本套书的顺利出版和发行提供了强有力的支持。贺程程、张文星和周宇航作为本书的编写秘书做了大量事务性的工作。

本书的编者来自全国 7 家医院，基于不同的专业背景和临床经验，在观点上有些许不尽一致之处，只要持之有据、言之成理，都兼容并蓄；在内容上也有少许重叠之处，为保持内容的完整性也一并保留。
尽管我们已竭尽全力，但书中仍难免有不妥之处，请各位同仁和读者
斧正。

李 瑾

2024 年 8 月于广州

目 录 | CONTENTS

第一章
炎症性肠病基础及临床进展

第一节　概　　述

炎症性肠病（inflammatory bowel disease，IBD）主要包括溃疡性结肠炎（ulcerative colitis，UC）和克罗恩病（Crohn disease，CD），是一种主要累及胃肠道的慢性非特异性炎症性疾病。既往 IBD 多见于西欧和北美地区，但近 20 年来亚洲地区包括中国，IBD 发病率快速增长。我国以珠江三角洲地区和长江三角洲地区增长速度最快，可能与饮食方式西化、生活节奏加快及环境改变等有关。该病已经成为我国常见的消化系统疑难疾病之一。IBD 尤其 CD 多始发于青少年，具有复发性、进展性及致残性，不仅累及消化道，还可累及消化道外几乎所有的器官和系统，并可继发感染、肿瘤等并发症，严重影响患者的学习、工作、日常生活，以及结婚和生育，尤其会对儿童青少年患者的生长发育造成严重影响。因此，IBD 不仅是医学难题，也逐渐成为较为突出的社会问题。

第二节　病因及发病机制研究进展

近 20 年来，国内外学者对 IBD 的发生机制进行了深入研究，但 IBD 的具体病因和确切的发生机制迄今仍未完全阐明。目前认为 IBD 发病与多种因素相关，是遗传、肠道微生态、免疫、环境等多因素综合作用所致。遗传易感性与环境因素及肠道微生态相互作用，最终导致肠道免疫被过度激活并持续处于免疫过激状态，造成肠道炎症及损伤。

一、遗传及基因相关研究进展

随着全基因组关联分析（genome-wide association study，GWAS）的应用，IBD

的遗传易感性逐渐被揭示。与正常人群相比，IBD 患者的一级亲属患病的相对风险高出 10 倍。CD 的单卵双胞胎一致率为 30% ~ 58%，UC 为 10% ~ 15%。现有研究表明 IBD（尤其成人 IBD）并非简单的单基因疾病，更非符合孟德尔遗传规律的遗传病，而是一种具有一定遗传背景、发病与多基因相关的疾病。

（一）单基因相关 IBD

研究表明，单基因（如 *IL-10*、*IL-10RA*、*IL-10RB*、*XIAP*、*TTC7A* 和 *TTC37* 等）遗传突变与极早发性 IBD（very early onset inflammatory bowel disease，VEO-IBD，指 6 岁以前发病的 IBD）发病相关。

（二）疾病风险相关的基因座

与相对罕见的单基因遗传突变导致的 VEO-IBD 相比，成人 IBD 与多基因遗传变异相关性较强。目前 GWAS 已成功确定了超过 240 个与 IBD 疾病风险相关的基因座。*NOD2*、*IL-23R*、*ATG16L1*、*SLC39A8*、*FUT2*、*TYK2*、*IFIH1*、*SLAMF8*、*PLCG2* 基因的改变已被证实与蛋白编码改变有关，可能与疾病的发生有着密切关系，并与临床表型及预后相关。此外，*FOXO3*、*XACT*、*IGFBP1—IGFBP3* 和 *MHC* 区域变异与 IBD 患者的治疗反应和预后相关。2022 年，来自美国麻省理工学院 – 哈佛大学博得研究所等多个研究中心的最新数据对 CD 的发病机制做了进一步补充。该研究对超过 12 个国家的 3 万例 CD 患者和 8 万例非 IBD 对照样本进行外显子测序，发现了 10 个新的 IBD 致病基因，其中 6 个位于过去从未报道过的基因区域，4 个位于既往 GWAS 报道过的区域。一部分新的 CD 基因位于已知的信号通路，包括自噬、炎症反应等；同时发现许多新 CD 基因与间充质细胞在肠道稳态中的作用有关，这一途径在以前的遗传研究中未被发现。该研究进一步证实了先天性免疫细胞和适应性免疫细胞及自噬在 CD 中的核心作用，并发现了 CD 与间充质细胞之间的关联，为揭示 CD 的发病机制提供了新的理论基础，并提供了新的治疗靶点。

二、肠道微生态与 IBD 相关性研究进展

肠道微生物组是一个庞大和复杂的生态系统，包括细菌、真菌、古细菌、病毒和原生物，具有重要的代谢和免疫功能。肠道微生态及其与宿主之间的交互作用对于保持肠道健康至关重要，肠道细菌的代谢产物（如短链脂肪酸、维生素等）可提供肠道上皮细胞的能量来源、保持肠黏膜屏障的完整性并抑制有害致病菌的生长。肠道菌群和肠道免疫系统之间的相互作用是维持肠道免疫稳态的主要过程，健康的肠道菌群促进免疫系统的发育和成熟，反过来免疫系统调控适度的免疫反应使得微生物和免疫系统之间和谐共存，这种共存对于促进淋巴组织的生成和成熟、维持上皮屏障完整性、保持先天性免疫（促进 IgA 分泌和自然杀伤细胞活化等）和适应性免疫（包括 Th1、Th2、Th17 细胞的成熟和发育）功能都是必要的。近年来发现节

段性丝状杆菌（segmented filamentous bacteria，SFB）是发挥上述功能的主要共生菌之一。越来越多的研究表明肠道微生态失衡及其导致的黏膜屏障破坏和免疫紊乱在IBD 的发生发展中起关键作用。

（一）细菌

1. 菌群失调

IBD 患者存在肠道菌群失调，并被揭示是 IBD 发病的潜在机制，其主要特征表现为共生缺失、微生物群落组成改变、致病性病原体丰富。即具有保护作用、维护肠道健康的有益菌减少，包括厚壁菌门（主要是普拉梭菌）减少，脆弱拟杆菌的功能和活性降低；而具有致病性的变形菌门和放线菌门（主要是大肠埃希菌和活泼瘤胃球菌）增加。随着多组学技术的进展，宏基因组学、代谢组学、蛋白组学等研究必将揭开微生物组学参与 IBD 发病过程的本质。

2. 细菌的代谢组学变化

研究发现 IBD 患者除肠道菌群失调外，还会导致一些具有重要生物学活性和对肠道功能有重要影响的代谢产物发生改变，如短链脂肪酸、胆汁酸、维生素泛酸酯和烟酸酯等，从而进一步加重肠道菌群失调和肠道稳态破坏。

（二）真菌

诸多研究发现 IBD 患者也存在明显的真菌失调，CD 患者真菌多样性更高，而 UC 患者真菌多样性较低，表明 CD 患者特定的肠道环境更利于真菌定植。最近真菌测序分析发现，IBD 患者粪便及炎症黏膜中念珠菌和马拉色菌增加。真菌的改变还与炎症部位和疾病活动度相关：担子菌门和子囊菌门的改变与疾病活动明显相关，在活动期担子菌门丰度增加而子囊菌门减少，缓解期时两者丰度比值并无改变。以上表明肠道真菌在 IBD 的发生发展中可能发挥多方面作用。

（三）病毒

有关病毒与 IBD 的相关性研究远不如肠道细菌充分。宏基因组分析发现，IBD 患者粪便中病毒的数量和丰度发生变化，并且在 CD 和 UC 患者间存在差异，UC 患者中疱疹病毒转录物增加，而有尾噬菌体目的多样性和丰度均降低。

（四）其他

有关寄生虫等其他微生物与 IBD 相关性的研究尚少。

三、免疫紊乱在 IBD 发生发展中的作用

尽管 IBD 机制复杂，但免疫紊乱及失调是 IBD 关键的发病机制，且与遗传、肠道微生态及环境因素等相互作用，共同促进 IBD 的发生和发展。先天性免疫和适应性免疫细胞及其效应细胞因子均参与其中。最具特征性的是 T 细胞、B 细胞的亚型和功能失调，而多种细胞因子的失衡是 T 细胞和 B 细胞及多种先天性免疫细胞和肠

上皮细胞等异常的结果；反过来细胞因子失衡又进一步加剧免疫细胞、肠上皮细胞等失调，从而导致肠道稳态及黏膜屏障被破坏，促使 IBD 慢性炎症的发生和持续发展。

（一）免疫细胞

辅助性 T 细胞（helper T cell，Th 细胞）和调节性 T 细胞（regulatory T cell，Treg 细胞）的失衡是 IBD 病理生理过程的重要特征。最初研究认为 Th1 和 Th2 细胞与 IBD 相关，现有研究表明 Th17 细胞与 IBD 发病相关性更大。Th17 细胞及其相关细胞因子 IL-17、IL-21、IL-23 与 IBD 的发生和发展有着显著关联。Treg 细胞的主要作用是维持效应 T 细胞的平衡，Th17/Treg 系统正常情况下维持平衡，在 IBD 患者中存在 Th17 细胞过度增加而 Treg 细胞减少或功能障碍，使得 Th17/Treg 系统平衡紊乱，这对于诱发 IBD 及维持其进展具有重要意义。

其他 T 细胞如 CD4$^+$T 细胞、CD8$^+$T 细胞、γδT 细胞等在 IBD 发病中作用的研究结论不一，还需要更多的深入研究。CD4$^+$T 细胞的过度激活是 IBD 的特征之一。

近年来研究还发现特异性 B 细胞亚群和调节性 B 细胞（regulatory B cell，Breg 细胞）亦可能参与 UC 的发病。Breg 细胞主要通过分泌细胞因子 IL-10，抑制 CD4$^+$T 细胞向 Th1 和 Th17 细胞分化，同时抑制 Th1 和 Th17 细胞活化，并促使 CD4$^+$T 细胞向 Treg 细胞转化。Breg 细胞及 IL-10 在 IBD 发病中的作用值得进一步研究。

先天性免疫细胞包括中性粒细胞、单核细胞、树突状细胞（dendritic cell，DC）、自然杀伤细胞、固有淋巴样细胞（innate lymphoid cell，ILC）等也被证实参与 IBD 的发病。

（二）细胞因子

上述免疫细胞还有肠上皮细胞和肠道干细胞等可分泌大量细胞因子并形成网络，在维持肠道稳态及黏膜屏障完整性方面发挥决定性作用。而多种细胞因子的异常可导致黏膜屏障破坏、肠上皮损伤、肠道慢性炎症，从而促进 IBD 的发生和进展。TNF-α、IL-9、IL-10、IL-17、IL-22、IL-23、TGF-β 等是目前证实与 IBD 发生发展具有密切关联的关键性细胞因子。

四、其他

（一）环境因素与饮食

众所周知，环境因素在 IBD 的发病中亦起着重要作用，包括地理区域、日照时间、气候与温度、纬度等均与 IBD 相关。饮食与 IBD 的相关性也越来越受到关注，越来越多的研究证实饮食不仅与 IBD 发病有关，还可影响其进展和复发，某些特定饮食或者食物成分还是 IBD 治疗的重要环节，并对其他治疗手段的疗效有增益作用。

（二）脑 - 肠轴

近年来围绕脑 - 肠轴探讨 IBD 的发病机制成为热点并取得一些进展，对于 IBD 的治疗也需基于脑 - 肠轴进行综合调控。目前研究发现肠道与神经系统之间通过多种途径进行双向沟通和交流，肠道局部神经系统作为"第二大脑"，通过多种神经递质对肠道的运动、分泌、肠黏膜屏障、血流和渗透性等发挥调节作用。肠道菌群与脑 - 肠轴一起形成菌群 - 脑 - 肠轴并在 IBD 的发病中发挥重要作用。肠道菌群可影响大脑发育和神经形成，通过脑 - 肠轴与肠神经系统和中枢神经系统互动，对其功能产生明显影响而改变 IBD 的发生和发展进程。

近年来，随着多组学研究的逐渐深入，发现肠道微生态与基因和免疫系统之间的相互作用参与 IBD 的发生、发展，并与 IBD 患者的炎 - 癌转变密切相关。肠道微生态的蛋白组学、代谢组学及基因组学可能用于 IBD 的早期诊断及分子分型、预测预后（包括癌变）及药物疗效，有望真正实现 IBD 的精准诊疗。

第三节　临床诊治进展

除基础研究取得进展外，IBD 的临床诊疗研究亦取得较大突破，强调早期诊断（在出现并发症之前）、综合治疗（药物治疗为主，联合营养治疗、外科治疗、精神心理治疗等）、达标治疗、精准靶向治疗（针对不同临床表型进行个体化处理及针对不同病程阶段进行不同靶标处理）、多学科诊疗模式（multi-disciplinary treatment，MDT）等。

IBD 的治疗目标及疾病管理策略也不断更新和升级，目前达成共识的包括强调早期诊断、达标治疗、早期强化治疗（尤其是极早发病患者和儿童青少年患者，有高危因素或者预后不良因素的患者）、分层治疗及治疗药物监测（therapeutic drug monitoring，TDM）等。近来亦有关于双靶治疗（dual targeted therapy，DTT）或者多靶点联合治疗的报道。

一、早期诊断

临床上无论 UC 还是 CD 均存在延迟诊断，CD 更为明显，延迟诊断时间甚至可以达到数年至十数年，相当一部分患者在出现明显致残性并发症（瘘、狭窄、癌变）或手术后才确诊，严重影响治疗效果和患者的长期预后及生活质量。因此早期诊断十分关键，在仅表现为炎性改变而未出现并发症之前诊断（大多在出现症状后的 18 个月以内）最为理想。

二、达标治疗

IBD 的治疗目标近年来已发生明显改变，早在 2015 年，炎症性肠病治疗目标选择（STRIDE）共识即提出不能仅以临床缓解作为治疗目标，强调达到黏膜愈合。目前国内外共识均推荐 UC 以黏膜愈合为理想目标，CD 以透壁愈合为理想目标，组织学愈合和肠道结构、功能恢复为更高层次的治疗目标。但临床实践中发现现有治疗手段难以达成上述目标，亦缺乏循证医学证据，因此目前还不能作为推荐目标。达标治疗的关键除了确立治疗目标以外，另一个关键点就是强调动态评估及监测，在治疗过程中分阶段在合适的节点对患者达标情况进行复评，并做出相应调整，以尽量完成达标治疗。2021 年 STRIDE II 共识明确了短期（3 个月）、中期（6 个月）、长期（12 个月）治疗目标及相应动态评估策略。

三、分层治疗

无论是 UC 还是 CD，均建议进行分层治疗，尽早识别出具有高危因素和预后不良因素的患者，早期予以强化治疗，以改善预后。

四、治疗药物监测策略

在治疗过程中，对治疗药物进行监测（包括血药浓度、抗药物抗体）并结合对治疗的应答及时优化或调整治疗具有重要意义。

五、多学科诊疗模式

包括外科、病理科、影像科、营养科、风湿免疫科、感染科、皮肤科、眼科、神经内科、精神心理科、儿科、妇产科等在内的 MDT 对于 IBD 的诊断、鉴别诊断、治疗和随访都是十分重要和有效的诊疗模式。国内规范的综合 IBD 诊疗中心的经验也显示，MDT 模式对于提高 IBD 诊治水平和改善患者预后不可或缺。

六、多靶点联合治疗

对于部分难治性或重症 IBD 患者，尝试将两种或以上不同作用靶点的药物联合使用或可提高治疗效果。临床上常见将激素或免疫抑制剂与生物制剂联用或序贯使用。近几年有一些研究将两种生物制剂（抗肿瘤坏死因子制剂加乌司奴单抗或维得利珠单抗，或者乌司奴单抗加维得利珠单抗）或一种生物制剂与一种小分子化合物联用，一些病例报道对于难治性 IBD 可获得一定疗效。但上述方案目前多见于病例数不多的报道，还需要进一步积累数据。

总体来看，IBD 的诊疗复杂，目前临床突出问题是延迟诊断、误诊及治疗不及时，因此早期诊断及优化诊断程序非常重要。治疗仍以药物治疗为主，强调综合治疗、精准靶向治疗及慢性病管理体系，同时需要秉承规范化与个体化相结合的治疗原则。

第四节 问题及展望

近 20 年来，多种生物制剂和小分子化合物应用于临床，营养治疗和外科治疗等方面也更为完善，改善了一部分患者的临床结局。但上述治疗并不是治愈 IBD 的方法，患者的长期预后包括致残性并发症（如狭窄、瘘等）发生率和手术率并未得到大幅降低。另一个突出问题是患者之间异质性非常明显：一是发病机制并未阐明，遗传、基因、免疫、肠道微生态、环境因素等在不同个体的发生发展中的作用不一；二是临床表型存在较大差异，部分长期仅低度活动，部分阶段性发作，也有相当部分出现暴发性表现，还有一部分进展快、出现恶性生物学行为（狭窄、瘘、肠外表现等）；三是治疗应答也存在很大不同，部分患者治疗应答良好，部分出现原发性及继发性失应答，部分出现严重不良反应或不耐受。针对具有如此异质性的临床问题，理想的治疗是针对每个患者的病程阶段、临床表型及对治疗的反应制订个体化方案；确定致病的主要靶点，并找到预测疗效和不良反应，以及及时指导调整治疗方案的指标，在此基础上进行相对准确的靶向治疗，这是未来实现精准诊疗的方向。

随着多组学技术不断进展，还有新的药物转运系统、纳米化工程、基因工程、人工智能及其他新技术的不断进步，新的药物开发也越来越多，相信对于 IBD 的临床诊断和治疗均能产生良好的促进作用。

（李瑾 贺程程 李明松）

参 考 文 献

［1］Windsor J W，Kaplan G G. Evolving epidemiology of IBD [J]. Curr Gastroenterol Rep，2019，21（8）：40.

［2］Nambu R，Warner N，Mulder D J，et al. A systematic review of monogenic inflammatory bowel disease [J]. Clin Gastroenterol Hepatol，2021，20（4）：653-663.

［3］Sazonovs A，Stevens C R，Venkataraman G R，et al. Large-scale sequencing identifies multiple genes and rare variants associated with Crohn's disease susceptibility [J]. Nat Genet，2022，54（9）：1275-1283.

[4] Gettler K, Levantovsky R, Moscati A, et al. Common and rare variant prediction and penetrance of IBD in a large, multi-ethnic, health system-based biobank cohort [J]. Gastroenterology, 2021, 160 (5): 1546–1557.

[5] Dipasquale V, Romano C. Genes vs environment in inflammatory bowel disease: an update [J]. Expert Rev Clin Immunol, 2022, 18 (10): 1005–1013.

[6] Kumar S, Kumar A. Microbial pathogenesis in inflammatory bowel diseases [J]. Microb Pathog, 2021, 163: 105383.

[7] Ahlawat S, Kumar P, Mohan H, et al. Inflammatory bowel disease: tri-directional relationship between microbiota, immune system and intestinal epithelium [J]. Crit Rev Microbiol, 2021, 47(2): 254–273.

[8] Mentella M C, Scaldaferri F, Pizzoferrato M, et al. Nutrition, IBD and gut microbiota: a review [J]. Nutrients, 2020, 12 (4): 944.

[9] Li M, Yang L, Mu C, et al. Gut microbial metabolome in inflammatory bowel disease: From association to therapeutic perspectives [J]. Comput Struct Biotechnol J, 2022, 20: 2402–2414.

[10] Liang G, Cobián-Güemes A G, Albenberg L, et al. The gut virome in inflammatory bowel diseases [J]. Curr Opin Virol, 2021, 51: 190–198.

[11] Underhill D M, Braun J. Fungal microbiome in inflammatory bowel disease: a critical assessment [J]. J Clin Invest, 2022, 132 (5): e155786.

[12] Lu Q, Yang M F, Liang Y J, et al. Immunology of inflammatory bowel disease: molecular mechanisms and therapeutics [J]. J Inflamm Res, 2022, 15: 1825–1844.

[13] Bharti S, Bharti M. The business of T cell subsets and cytokines in the immunopathogenesis of inflammatory bowel disease [J]. Cureus, 2022, 14 (7): e27290.

[14] Casalegno Garduño R, Däbritz J. New insights on CD8[+] T cells in inflammatory bowel disease and therapeutic approaches [J]. Front Immunol, 2021, 12: 738762.

[15] Lyu Y, Zhou Y, Shen J. An overview of tissue-resident memory T cells in the intestine: from physiological functions to pathological mechanisms [J]. Front Immunol, 2022, 13: 912393.

[16] Kałużna A, Olczyk P, Komosińska-Vassev K. The role of innate and adaptive immune cells in the pathogenesis and development of the inflammatory response in ulcerative colitis [J]. J Clin Med, 2022, 11 (2): 400.

[17] Krishnachaitanya S S, Liu M, Fujise K, et al. MicroRNAs in inflammatory bowel disease and its complications [J]. Int J Mol Sci, 2022, 23 (15): 8751.

[18] Turner D, Ricciuto A, Lewis A, et al. International organization for the study of IBD [J]. Gastroenterology, 2021, 160 (5): 1570–1583.

[19] Bryant R V, Costello S P, Schoeman S, et al. Limited uptake of ulcerative colitis "treat-to-target" recommendations in real-world practice [J]. J Gastroenterol Hepatol, 2018, 33 (3): 599–607.

[20] Raine T, Bonovas S, Burisch J, et al. ECCO guidelines on therapeutics in ulcerative colitis: medical treatment [J]. J Crohns Colitis, 2022, 16 (1): 2–17.

[21] Spinelli A, Bonovas S, Burisch J, et al. ECCO guidelines on therapeutics in ulcerative colitis:

surgical treatment [J]. J Crohns Colitis, 2022, 16（2）: 179-189.

［22］Torres J, Bonovas S, Doherty G, et al. ECCO guidelines on therapeutics in Crohn's disease: medical treatment [J]. J Crohns Colitis, 2020, 14（1）: 4-22.

［23］Adamina M, Bonovas S, Raine T, et al. ECCO guidelines on therapeutics in Crohn's disease: surgical treatment [J]. J Crohns Colitis, 2020, 14（2）: 155-168.

［24］Ran Z, Wu K, Matsuoka K, et al. Asian organization for Crohn's and colitis and Asia pacific association of gastroenterology practice recommendations for medical management and monitoring of inflammatory bowel disease in Asia [J]. J Gastroenterol Hepatol, 2021, 36（3）: 637-645.

［25］Privitera G, Pugliese D, Rapaccini GL, et al. Predictors and early markers of response to biological therapies in inflammatory bowel diseases [J]. J Clin Med, 2021, 10（4）: 853.

［26］Thomas JP, Modos D, Korcsmaros T, et al. Network biology: approaches to achieve precision medicine in inflammatory bowel disease [J]. Front Genet, 2021, 12: 760501.

［27］Agrawal M, Allin KH, Petralia F, et al. Multiomics to elucidate inflammatory bowel disease risk factors and pathways [J]. Nat Rev Gastroenterol Hepatol, 2022, 19（6）: 399-409.

［28］Lacroix V, Cassard A, Mas E, et al. Multi-omics analysis of gut microbiota in inflammatory bowel diseases: what benefits for diagnostic, prognostic and therapeutic tools [J]. Int J Mol Sci, 2021, 22（20）: 11255.

［29］Yasmin F, Najeeb H, Shaikh S, et al. Novel drug delivery systems for inflammatory bowel disease [J]. World J Gastroenterol, 2022, 28（18）: 1922-1933.

第二章
炎症性肠病的靶向治疗研究进展

第一节 概　　述

传统的炎症性肠病（IBD）治疗药物主要是发挥广谱抗炎抗免疫作用的美沙拉嗪、激素和免疫抑制剂。近年来 IBD 的治疗进展主要集中在有别于传统药物、针对相对特异靶点的靶向治疗，包括以细胞因子和炎症介质为靶点的生物制剂、小分子化合物、以免疫细胞和肠道微生态为靶点的治疗等。其中生物制剂的问世给 IBD 的治疗带来跨时代的飞跃。

第二节　以细胞因子及炎症介质为靶点的药物

炎症细胞因子和化学因子在 IBD 的发生和发展中起重要作用，某些炎症介质可能起关键作用。因此，以这些关键性细胞因子和化学因子及其受体为靶点，阻断或激活某一特定信号通路，有可能从根本上阻止 IBD 的发生和发展，从而对 IBD 起到治疗作用。

一、生物制剂

生物制剂正是通过不同靶点发挥治疗作用，显示出良好的疗效和安全性，已经成为治疗 IBD 的一线药物，也是靶向治疗的代表。其治疗靶标主要是各种细胞因子及炎性递质，包括肿瘤坏死因子 -α（tumor necrosis factor-α，TNF-α）、整合素、白细胞介素（interleukin，IL）等。

TNF-α 是由单核巨噬细胞、DC 等免疫细胞产生的一种具有多种生物学效应的炎症介质，在 IBD 的发病中起关键作用。以 TNF-α 为靶点的英夫利西单抗（infliximab，IFX）是一种抗 TNF-α 人鼠嵌合体 IgG1 单克隆抗体，是临床上正式用于 IBD 治疗的首个生物制剂，在 UC 和 CD 的诱导缓解和维持缓解治疗中均有明显疗效。欧美于 2005 年批准 IFX 用于成人活动期 IBD 的诱导缓解治疗，2006 年批准 IFX 用于成人 IBD 的维持缓解治疗，2011 年批准 IFX 用于儿童 IBD 的诱导缓解和维持缓解治疗。2020 年 IFX 在中国获批成人及儿童 IBD 诱导缓解和维持缓解治疗。由于 IFX 在 UC 和 CD 的治疗上取得了革命性的成功，其后又进一步上市了以 TNF-α 为靶点的数个生物制剂，包括阿达木单抗（adalimumab，ADA）、戈里木单抗（golimumab，GOL）和赛妥珠单抗（certolizumabpegol，CZP）。ADA 是完全人源化的抗 TNF-α IgG1 型单抗，是紧随 IFX 上市的治疗 IBD 的生物制剂，为自身给药型生物制剂，对部分 IFX 抵抗或不耐受的 IBD 患者亦显示出良好的疗效和安全性。因此，2010 年欧洲、2012 年美国食品药品监督管理局（Food and Drug Administration，FDA）分别批准 ADA 用于中重度 IBD 治疗，并于 2020 年在中国获准用于成人 CD 治疗。GOL 为人源 IgG1 型，已于 2013 年被美国 FDA 批准用于中重度 UC 治疗，该药目前尚未进入中国。CZP 是聚乙二醇化的抗 TNF-α 单抗 Fab 片段，其特点是半衰期长、生物利用度高；易于渗透到炎症组织；由于没有 Fc 片段，不会产生补体和抗体介导的细胞毒作用；也不能透过胎盘屏障。CZP 目前已被欧美批准用于 CD 的临床治疗，对 UC 的治疗仍在临床研究中。

整合素是一组主要分布于肠道黏膜上皮细胞表面的免疫细胞黏附分子，介导淋巴细胞迁移和黏附，在炎症的发生和发展中起重要作用。阻断整合素信号传导将通过抑制淋巴细胞迁移和黏附而抑制炎症反应。那他珠单抗（natalizumab，NTZ）是针对整合素 α4 的人源化单克隆抗体，可抑制淋巴细胞向炎症部位趋化和黏附，2008 年被美国 FDA 批准用于 UC 治疗，但因为不良事件只允许在严密监测下使用。维得利珠单抗（vedolizumab，VDZ）是以整合素 α4β7 为靶点的人重组型 IgG1 单抗，在欧美已广泛获准用于成人和儿童 CD 和 UC 治疗，我国于 2020 年获批用于成人 IBD 治疗。

近年来的研究发现，IL-12/23 轴在 IBD 的发生发展及出现并发症等病理生理过程中起着重要作用，针对 IL-12 和（或）IL-23 的单抗对 IBD 有明显治疗作用。以 IL-12/23 的共同亚基 p40 为靶点的乌司奴单抗（ustekinumab，UST）于 2016 年被欧美批准用于 CD 治疗，2020 年在我国获批用于成人 CD 治疗。目前，还有许多针对 IL-23 独有的 p19 亚基的生物制剂正在研发中。

上述生物制剂对于 IBD 的治疗作用具有里程碑式意义，截止到目前的数据显示生物制剂的应用对于改善 IBD 患者的长期预后（降低或延缓手术率、降低致残率、减少并发症、提高生活质量等）发挥重要作用。但生物制剂也存在缺陷：其仅针对部分患者有效、较高失应答率及不良反应率，长期使用还有增加感染和癌变的潜在风险。

二、小分子化合物

除生物制剂外，近年来还研发了数个小分子化合物，其靶标主要为 Janus 激酶（Janus kinase，JAK）、鞘氨醇 -1- 磷酸（sphingosine-1-phosphate，S1P）受体、磷酸二酯酶 4（phosphodiesterase 4，DEP4）和 Smad7 等。目前已获批临床使用的主要是 JAK 抑制剂（包括托法替布、乌帕替尼和非戈替尼），奥扎莫德（ozanimod）是目前首个获批治疗 UC 的 S1P 调节剂。小分子化合物与前述经典的生物制剂相比，其优点在于口服方便，而且免疫原性低，但目前主要用于 UC 治疗，在 CD 治疗方面还需期待其他小分子化合物的表现。其安全性也需积累更多数据。

三、其他

针对 IL-6、STAT3 等的制剂正处于研发阶段。

第三节　针对肠道微生态的治疗

随着肠道微生态与宿主相互作用的研究逐渐深入，基于调节肠道微生态治疗 IBD 也成为新的靶点。抗生素用于特定的合并感染的 IBD 患者。利用益生菌和粪菌移植来重建肠道微生态进而治疗 IBD 也有了一些肯定的研究结果，临床应用前景良好。但还存在许多临床问题，如配方、剂量、疗程、流程等都未能完全规范及统一，安全性和伦理问题也存在争议，还需要更多研究来确立和完善。

一、益生菌和益生元

大量研究表明益生菌制剂可以通过抗氧化、增强肠道屏障功能、调节免疫反应和恢复肠道菌群稳态等机制缓解 IBD 的症状，最常见的益生菌包括双歧杆菌、乳酸杆菌、布拉氏酵母菌等。目前大多数研究显示益生菌对于 IBD 只能起到辅助治疗作用，而且对 UC 和 CD 的作用不尽相同，对于 UC 患者有一定的改善作用，但对于 CD 未显示出明显的治疗效果。益生元可以促进有保护作用的益生菌（尤其是双歧杆菌和乳酸杆菌）生长，有研究发现在活动性 UC 患者中补充益生元有助于症状缓解。

二、粪菌移植

粪菌移植（fecal microbiota transplantation，FMT）首先用于治疗复发性艰难梭菌感染。1989 年首次用于 UC 治疗，证实 FMT 对 UC 患者具有缓解症状的疗效，随后

FMT 治疗 IBD 的疗效和安全性的研究越来越多，国内开展 FMT 治疗 IBD（主要是 UC）的中心也越来越多，对于开展 FMT 的技术规范、操作流程、质控标准等均有完善，但迄今仍未能形成 FMT 治疗 IBD 的统一共识。另外，目前仍缺乏高水平、大样本的随机对照研究，循证医学证据尚不足以支持将 FMT 列入 IBD 诊治指南或者共识意见，因此期待更大规模的临床研究。

第四节　以免疫细胞为靶点的治疗

一、粒细胞单核细胞吸附法

研究表明，活化的免疫细胞引起的不可控免疫反应在 IBD 的发生及进展中起着重要作用，粒细胞单核细胞吸附法（granulocyte monocyte apheresis，GMA）的靶标是被激活的白细胞，已在欧美、日本及我国临床应用于 IBD（主要是 UC）的治疗，在部分患者中也显示出较好的短期及长期临床疗效。

二、其他

其他免疫细胞如肠道巨噬细胞、DC 和 Treg 细胞等均在 IBD 发生发展中起一定作用，以其为靶点的治疗药物还处于实验阶段。

第五节　干细胞治疗

干细胞治疗在 IBD 中显示出潜在应用前景，尤其是对于 CD 患者。干细胞来源主要包括自体造血干细胞（hematopoietic stem cell，HSC），骨髓来源、脂肪来源或胎盘来源的间充质干细胞（mesenchymal stem cell，MSC）及羊水干细胞（amniotic fluid stem cell，AFSC）。大量研究表明，HSC 在 IBD 症状缓解方面具有一定优势，但随着时间的推移，经历 HSC 移植患者出现复发的概率增加，且在移植过程中出现感染和移植并发症使得 HSC 移植并未得到推广使用。近期的研究发现，HSC 对单基因突变（如 *IL-10* 及 *XIAP* 突变）所致的 IBD 有较好的治疗作用，能够诱导长期缓解，甚至能够达到临床治愈。目前已有临床研究显示 MSC 对于合并瘘管的难治性 CD 有一定疗效。近来研究还表明 AFSC 可以减轻葡聚糖硫酸钠盐（DSS）诱导的小鼠结肠炎，不过其机制还在探讨，并且还缺乏 AFSC 应用于 IBD 的临床研究。总的来看，尽管干细胞治疗有一定应用前景，但经济负担、伦理、技术监管等问题导致干细胞治疗在 IBD 临床治疗中的广泛应用受到限制。

近年来针对干细胞的研究将目光投向肠道干细胞（intestinal stem cell，ISC）及将其 3D 培养形成的类器官，可以通过内镜下输注类器官到病变部位，其临床前景值得期待。基因工程化 MSC 和 MSC 来源的外泌体也引起关注，两者能弥补 MSC 应用中的不足，改善 MSC 的生物性能，值得探索和研发。

第六节　问题及展望

严格来说，上述针对炎症介质和细胞因子的生物制剂、小分子化合物及 GMA 和干细胞治疗等还不是真正的精准靶向治疗，因为目前 IBD 确切的病理生理发病机制及病因尚未阐明，而且每个患者的免疫紊乱的程度和类型并不相同，甚至同一个患者在不同病程阶段或者因为各种混杂因素如治疗药物影响或者出现并发感染，或者进食、营养状态等影响，其病理生理改变会发生动态变化。因此，临床上可以观察到有相当一部分患者对于某种生物制剂无效或应答不佳（原发性失应答），或者起初有应答后续出现失应答（继发性失应答）。针对这种临床情况，需要根据患者的不同状况调整治疗方案，理想情况是精准监测病理生理的动态变化予以针对性靶向治疗。目前临床已有不同作用机制药物（两种生物制剂或者生物制剂与小分子化合物）序贯治疗或者联合治疗的探讨，但还需要更多证据。

除上述已经应用于临床的药物和治疗方法外，尚有许多针对上述靶点或其他靶点如 CXCL、CCR 的药物处于临床研究阶段（表 2-1）。随着基础研究对 IBD 发病机制的深入揭示和技术的进步，遗传、免疫、肠道微生态、干细胞相关研究不断获得突破，针对 IL-6、STAT3、miRNA、cirRNA、PAR-1、NLRP3、外泌体、DC、Treg 细胞等其他靶点的研究也取得进展，新的药物输送系统和生物材料、基因工程技术、类器官等正在研发，相信将来会有更多新的药物和治疗手段进入临床，实现 IBD 的

表 2-1　目前正在进行临床研究的其他靶向治疗药物及方法

靶向治疗	作用机制	结构	应用途径	临床研究	进展
PF-04236921	抗 IL-6 单抗	人源 IgG	皮下注射	NCT01287897	2 期临床研究
QAX576	抗 IL-13 单抗	人源 IgG1	静脉滴注	NCT01355614	2 期临床研究
GSK-1605786	CCR9 拮抗剂		口服	NCT01277666	3 期临床研究
CCX282-B	CCR9 拮抗剂		口服	NCT00306215	3 期临床研究
BMS-936557	抗 CXCL-10 单抗	人源 IgG1	静脉滴注	NCT01466374	2 期临床研究
NN8555	抗 NKG2 单抗	人源 IgG1	皮下注射	NCT01203631	2 期临床研究

精准靶向治疗指日可待。

（李瑾　吕苏聪　贺程程　周宇航）

参 考 文 献

［1］Baumgart D C, Le Berre C. Newer biologic and small-molecule therapies for inflammatory bowel disease [J]. N Engl J Med, 2021, 385（14）: 1302–1315.

［2］Macaluso F S, Orlando A, Papi C, et al. Use of biologics and small molecule drugs for the management of moderate to severe ulcerative colitis: IG–IBD clinical guidelines based on the GRADE methodology [J]. Dig Liver Dis, 2022, 54（4）: 440–451.

［3］Noviello D, Mager R, Roda G, et al. The IL23–IL17 immune axis in the treatment of ulcerative colitis: successes, defeats, and ongoing challenges [J]. Front Immunol, 2021, 12: 611256.

［4］Goessens L, Colombel J F, Outtier A, et al. Safety and efficacy of combining biologics or small molecules for inflammatory bowel disease or immune-mediated inflammatory diseases: a European retrospective observational study [J]. United European Gastroenterol, 2021, 9（10）: 1136–1147.

［5］Click B, Regueiro M. A practical guide to the safety and monitoring of new IBD therapies [J]. Inflamm Bowel Dis, 2019, 25（5）: 831–842.

［6］Click B, Regueiro M. Managing risks with biologics [J]. Curr Gastroenterol Rep, 2019, 21（2）: 1.

［7］Beaugerie L, Rahier JF, Kirchgesner J. Predicting, preventing, and managing treatment–related complications in patients with inflammatory bowel diseases [J]. Clin Gastroenterol Hepatol, 2020, 18（6）: 1324–1335.

［8］Kim H, Alten R, Avedano L, et al. The future of biosimilars: maximizing benefits across immune-mediated inflammatory diseases [J]. Drugs, 2020, 80（2）: 99–113.

［9］Pouillon L, Danese S, Hart A, et al. Consensus report: clinical recommendations for the prevention and management of the nocebo effect in biosimilar-treated IBD patients [J]. Aliment Pharmacol Ther, 2019, 49（9）: 1181–1187.

［10］Luo H, Cao G, Luo C, et al. Emerging pharmacotherapy for inflammatory bowel diseases [J]. Pharmacol Res, 2022, 178: 106146.

［11］Alayo Q A, Fenster M, Altayar O, et al. Systematic review with meta-analysis: safety and effectiveness of combining biologics and small molecules in inflammatory bowel disease [J]. Crohns Colitis 360, 2022, 4（1）: 2.

［12］Haider M, Lashner B. Dual targeted therapy for the management of inflammatory bowel disease [J]. J Clin Gastroenterol, 2021, 55（8）: 661–666.

［13］Sewell GW, Kaser A. Interleukin–23 in the pathogenesis of inflammatory bowel disease and implications for therapeutic intervention [J]. J Crohns Colitis, 2022, 16（2）: 3–19.

［14］Ahmed W, Galati J, Kumar A, et al. Dual biologic or small molecule therapy for treatment of inflammatory bowel disease: a systematic review and meta-analysis [J]. Clin Gastroenterol Hepatol,

2022，20（3）：361-379.

［15］Al-Bawardy B，Shivashankar R，Proctor D D. Novel and emerging therapies for inflammatory bowel disease [J]. Front Pharmacol，2021，12：651415.

［16］Misselwitz B，Juillerat P，Sulz M C，et al. Emerging treatment options in inflammatory bowel disease：janus kinases，stem cells，and more [J]. Digestion，2020，101（1）：69-82.

［17］Zaiatz Bittencourt V，Jones F，Doherty G，et al. Targeting immune cell metabolism in the treatment of inflammatory bowel disease [J]. Inflamm Bowel Dis，2021，27（10）：1684-1693.

［18］Stojek M，Jabłońska A，Adrych K. The role of fecal microbiota transplantation in the treatment of inflammatory bowel disease [J]. J Clin Med，2021，10（18）：4055.

［19］Selvamani S，Mehta V，Ali El Enshasy H，et al. Efficacy of probiotics-based interventions as therapy for inflammatory bowel disease：a recent update [J]. Saudi J Biol Sci，2022，29（5）：3546-3567.

［20］Lee JE，Kim K S，Koh H，et al. Diet-induced host-microbe interactions：personalized diet strategies for improving inflammatory bowel disease [J]. Curr Dev Nutr，2022，6（8）：110.

［21］Casado-Bedmar M，Viennois E. MicroRNA and gut microbiota：tiny but mighty-novel insights into their cross-talk in inflammatory bowel disease pathogenesis and therapeutics [J]. J Crohns Colitis，2022，16（6）：992-1005.

［22］Zhang H M，Yuan S，Meng H，et al. Stem cell-based therapies for inflammatory bowel disease [J]. Int J Mol Sci，2022，23（15）：84-94.

［23］Wakisaka Y，Sugimoto S，Sato T. Organoid medicine for inflammatory bowel disease [J]. Stem Cells，2022，40（2）：123-132.

第三章
以肿瘤坏死因子为靶点的生物制剂

第一节　概　　述

一、简介

以抗 TNF-α 单抗为代表的生物制剂给 IBD 的精准靶向治疗带来了长足的发展。在过去 20 余年里，抗 TNF-α 制剂在 IBD 治疗方面的应用逐年增多。临床研究表明，抗 TNF-α 制剂治疗 CD 的 4 周临床应答率为 64%，黏膜愈合率为 33%，提示抗 TNF-α 制剂治疗 CD 可以提高临床应答率与黏膜愈合率。但在治疗的同时也出现了一些不良反应，如研究报道抗 TNF-α 制剂会增加患者罹患机会性感染（如肺结核）、恶性肿瘤（如非黑色素瘤皮肤癌）等不良事件的风险。目前全球已批准上市的 4 种抗 TNF-α 制剂分别是 IFX、ADA、GOL 和 CZP。此外，还有抗 TNF-α 生物类似药用于治疗 IBD。美国 FDA 批准 IFX 的生物类似药主要有 CT-P13 和 SB2，批准的 ADA 生物类似药有 ABP 501 和 BI 695501。最近另一种以 TNF-α 为靶点的口服生物制剂 AVX-470 已进入临床研究阶段。AVX-470 是一种牛源的抗 TNF-α 多克隆抗体，为肠溶剂型，通过口服在肠道黏膜中和 TNF-α 发挥局部抗炎作用。最新的临床研究数据显示 AVX-470 对中重度 UC 有良好的治疗作用。表 3-1 列出已上市的以 TNF-α 为靶点的生物制剂。

表 3-1　已上市的以 TNF-α 为靶点的生物制剂

项目	英夫利西单抗（IFX）	阿达木单抗（ADA）	赛妥珠单抗（CZP）	戈里木单抗（GOL）
制剂类别	抗 TNF-α IgG1 人鼠嵌合型单抗	抗 TNF-α IgG1 人源化单抗	聚乙二醇化 抗 TNF-α Fab 人源化单抗	抗 TNF-α IgG1 人源化单抗
作用靶点	TNF-α	TNF-α	TNF-α Fab 片段	TNF-α

项目	英夫利西单抗（IFX）	阿达木单抗（ADA）	赛妥珠单抗（CZP）	戈里木单抗（GOL）
作用机制	中和 TNF-α，阻断 TNF-α 信号通路，抑制 TNF-α 诱发的炎症反应			
临床应用	欧美及中国已获批用于成人及儿童 CD 和 UC 治疗	欧美获批用于成人及儿童 CD 和 UC 治疗，中国仅获批成人	欧美已获批用于成人 CD 治疗。尚未进入中国	美国 FDA 批准用于成人中重度 UC 治疗。尚未进入中国

尽管新型生物制剂不断涌现，但目前抗 TNF-α 制剂在 IBD 治疗领域依然占据重要一线地位。本章将从抗 TNF-α 制剂治疗 IBD 的适应证、禁忌证、输注注意事项、不良反应及其处理、疗效监测、感染监测及处理、肿瘤监测及处理、治疗方案转换、优化治疗等方面进行阐述。

二、抗 TNF-α 制剂治疗 IBD 的作用机制

TNF-α 是一种对各种细胞类型具有多效性的细胞因子，已被确定为炎症反应的主要调节因子，并参与多种炎症和自身免疫病包括 IBD 的发生和发展。

TNF-α 是由 157 个氨基酸组成的同源三聚体蛋白，主要由活化的巨噬细胞、T 细胞和自然杀伤细胞产生。TNF 可以触发一系列炎症分子包括多种细胞因子和趋化因子的释放，从而发挥促炎作用。

TNF-α 以可溶和跨膜形式存在。跨膜型 TNF-α（transmembrane TNF-α，tmTNF-α）是最初合成的前体形式，需要经过 TNF-α 转换酶处理，以可溶性 TNF-α（soluable TNF-α，sTNF-α）的形式释放。然后，加工的 sTNF-α 通过 1 型受体（TNFR1，也称为 TNFRSF1A、CD120a 和 p55）和 2 型受体（TNFR2，也称为 TNFRSF1B、CD120b 和 p75）促进各种生物学活性。tmTNF-α 同时作用于 TNFR1 和 TNFR2，但其生物活性主要通过 TNFR2 介导。TNF-α 与其受体结合后可激活下游 NF-κB、MAPKs、Caspase-8、MLKL、AKT 等信号系统，参与细胞凋亡、坏死、增殖、炎症、病原体防御等多种病理生理过程。生理情况下，TNF-α 是正常免疫应答的关键组分，但 TNF-α 产生过多则可引起过度的炎症和损伤。

在 IBD 中，Th1 细胞分泌 TNF-α 与其他细胞因子（包括 IL-1、IL-6 和 IL-17）。这些细胞因子可导致成纤维细胞、中性粒细胞和巨噬细胞在肠道中聚集。累积的成纤维细胞引起肠道纤维化，从而导致肠道狭窄形成。肠道中聚集的中性粒细胞分泌弹性蛋白酶诱导基质降解。肠道中聚集的巨噬细胞产生 TNF-α、IL-1 和 IL-6，最终诱导肠基质降解、上皮损伤、内皮活化和血管破坏。以上作用可引起肠道及全身炎症。

目前已知的抗 TNF-α 制剂作用机制包括：①与 tmTNF-α 和 sTNF-α 结合，抑

制其与受体结合，使 TNF-α 失去生物活性，从而阻断炎症反应；②激活补体依赖的细胞溶解和抗体依赖细胞介导的细胞毒作用，引起 T 细胞和单核细胞凋亡；③降低趋化因子和黏附分子水平，抑制炎症细胞向炎症部位迁移；④下调促炎症细胞因子，包括 IFN-γ、IL-1 及 IL-6 等的水平；⑤调节促凋亡蛋白基因转录，改变细胞内促凋亡蛋白和抗凋亡蛋白（Bax/Bcl-2）比例，诱导固有膜 T 细胞和单核细胞凋亡，减少肠上皮细胞凋亡；⑥抑制 TNF-α 对肠上皮细胞紧密连接蛋白表达和分布的影响，降低肠上皮通透性，保护肠黏膜屏障功能。

IFX 是一种人鼠嵌合（75% 人源 + 25% 鼠源）IgG1 单克隆抗体，与 tmTNF-α 及 sTNF-α 均可有效结合。ADA 和 GOL 均是全人源化的 IgG1 单克隆抗体，与 IFX 和 ADA 相比，GOL 具有更高的亲和力，对 tmTNF-α 及 sTNF-α 的中和作用更强，而且构象上更稳定。与前三者不同，CZP 是针对 Fab 片段的人源化单克隆抗体，缺乏 Fc 区，因此不具备补体或抗体依赖性细胞毒性。CZP 因具有聚乙二醇化 Fab 片段，与 IFX 和 ADA 相比，其在炎症组织中的分布更显著。4 种抗 TNF-α 制剂的结构见图 3-1。

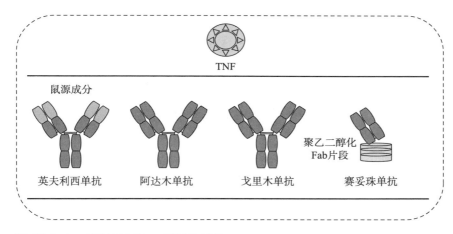

■ **图 3-1**　4 种抗 TNF-α 制剂的结构

三、药代动力学

由于 IFX 是静脉给药，其生物利用度为 100%，且迅速呈中心性分布。IFX 的浓度 – 时间曲线呈现为双期，即分布期和清除期，半衰期 8 ~ 10 d。IBD 患者中半衰期相对延长，儿童和成人 CD 患者分别为 12.4 d 和 13.2 d，成人 UC 患者半衰期平均为 14 d（10.4 ~ 17.8 d）。由于 IFX 为人鼠嵌合抗体，其免疫原性在 4 种制剂中最高，据报道其抗药抗体（antidrug antibody）产生率可高达 6.1% ~ 73%。高浓度抗英夫利西抗体（antibody to IFX，ATI）的产生可加速 IFX 的清除并导致药物谷浓度（trough level，TL）降低，是产生原发性和继发性失应答的机制之一。另外，低白蛋白水平、高体重、炎症负荷（高 C 反应蛋白水平和高 TNF-α 水平）与 IFX 的加速清除相关，联用免疫抑制剂（如甲氨蝶呤和硫唑嘌呤）可减少 ATI 产生、减慢清除（半衰期可延长至 11~19 d），进而提高 TL。大量研究显示 IFX 对于 IBD 的疗效具有明显的量-效关系，更高的 TL 与更高的临床缓解率、黏膜愈合率呈正相关。

ADA 的药代动力学数据较多来自类风湿关节炎和银屑病患者，在 IBD 患者中的药代动力学数据不如 IFX 充足。ADA 是皮下给药，其吸收和分布缓慢，绝对生物利用度平均为 64%，约 5 d 达到血药峰浓度。其半衰期稍长于 IFX，约 2 周。但在类风湿关节炎和 CD 患者中其半衰期与是否存在抗阿达木抗体（antibody to ADA，AAA）有明显关系，在没有 AAA 产生时为 21~22 d，而在存在 AAA 时仅 4.1 d。ADA 的 AAA 产生率低于 IFX（据报道 5.5%~17%）。ADA 与甲氨蝶呤联用可明显降低 AAA 产生率。在可检测到 AAA 患者中 ADA 的 TL 较低。群体药代动力学分析显示出随体重增加 ADA 清除率升高的趋势，其他如白蛋白水平、炎症负荷等是否加速其清除尚无可靠数据。免疫抑制剂（如甲氨蝶呤和硫唑嘌呤）联用可以增加部分患者 TL。很多研究证实 ADA 对于 IBD 的治疗效果也存在量-效关系。

CZP 单次给药后生物利用度接近 100%，达到血药峰浓度平均时间 52~171 h，半衰期约 2 周。其免疫原性低于 IFX 和 ADA，抗赛妥珠抗体（antibodies to CZP，ATC）产生率为 2%~12.3%。联用免疫抑制剂可以使 ATC 产生率降低约 50%，但未能证实联用免疫抑制剂可以增强疗效。ATC 的产生可致 CZP 清除率增加 3 倍并降低 TL。但相当一些研究发现 CZP 的 TL 和 ATC 产生似乎对临床疗效未产生明显影响，不过一项关于合并瘘管的 CD 患者的研究结果显示更高的 TL 可导致更好疗效。因此还需要更大样本的研究来明确 CZP 在 CD 患者中的药代动力学及量-效关系。

GOL 的药代动力学数据较多来自类风湿关节炎和强直性脊柱炎患者，在 UC 患者中相对缺乏。GOL 单次皮下注射后绝对生物利用度约 53%，达到最大血药浓度的中位时间为 2~6 d。类风湿关节炎患者中半衰期约 2 周（7~20 d）。静脉给药后的平均清除率似乎与剂量无关，两种途径给药后半衰期相似，表明 GOL 给药途径不影响其清除，而且似乎也不受注射部位的影响。4 种制剂中 GOL 免疫原性最低，抗药抗体产生率为 2.1%~4.6%，而且抗体滴度总体较低，未观察到对疗效或安全性有明显影响。但 ADA 的产生也会降低 TL。观察到随体重增加其清除率升高的趋势。群体药代动力学分析显示，联用非甾体抗炎药、口服糖皮质激素或柳氮磺胺吡啶不影响其清除率。联用免疫抑制剂或低白蛋白等是否影响其清除尚不明确，与甲氨蝶呤联用时观察到一部分患者 TL 升高，且未见抗药抗体产生。在 UC 患者进行的临床研究中显示 GOL 存在量-效关系。

第二节　适　应　证

一、IFX

IFX 在我国获批的适应证包括成人 CD、瘘管型 CD、儿童和青少年 CD、成人 UC，2023 年已获批用于儿童 UC 治疗。

（一）成人 CD

IFX 可用于中至重度活动性 CD 的诱导缓解及维持缓解治疗。《炎症性肠病诊断与治疗的共识意见（2018 年，北京）》提出，对于确诊时具有预测疾病预后不良高危因素的 CD 患者，建议早期使用 IFX 治疗。预后不良高危因素包括：①合并肛周病变；②病变范围广泛，病变累及肠段累计 > 100 cm；③伴食管、胃、十二指肠病变；④发病年龄 < 40 岁；⑤首次发病即需要类固醇激素（简称激素）治疗。对于有 ≥2 个高危因素的患者，宜在开始治疗时就考虑给予早期积极治疗。

（二）瘘管型 CD

合并肛周病变是 CD 预后不良和术后复发的风险因素，需要更积极地干预。《炎症性肠病外科治疗专家共识》推荐 CD 合并肠皮瘘、肛瘘或直肠阴道瘘经传统治疗（包括充分的外科引流、抗生素、免疫抑制剂等）无效者，在肛周脓肿经充分外科引流和抗感染治疗的前提下，应尽早使用 IFX。吸烟、既往肠切除史、初次手术指征为穿透性病变，以及合并肛周病变，是 CD 术后复发和再发的独立风险因素。对于术后复发高风险的患者，IFX 早期干预有助于预防 CD 术后内镜和临床复发。

（三）儿童和青少年 CD

IFX 可用于中至重度活动性 CD、瘘管型 CD 或伴有严重肠外表现（如关节炎、坏疽性脓皮病等）的 6～17 岁儿童和青少年患者的诱导和维持缓解。《儿童炎症性肠病诊断和治疗专家共识》建议 6～17 岁儿童和青少年患者，如具有以下危险因素应早期一线使用 IFX 进行诱导缓解：①内镜下深溃疡；②经充分诱导缓解治疗后仍持续为重度活动；③病变广泛；④明显生长迟缓，身高 Z 评分 < −2.5；⑤合并严重骨质疏松症；⑥起病时即存在炎性狭窄或穿孔；⑦严重肛周病变。

（四）成人 UC

IFX 可用于接受传统治疗效果不佳、不耐受或有禁忌的中至重度活动性成人 UC 患者，以及活动性 UC 伴有突出肠外表现（如关节炎、坏疽性脓皮病、结节性红斑等）患者。2019 年美国胃肠病学院（American College of Gastroenterology，ACG）指南建议对于中至重度活动性 UC 可将生物制剂（抗 TNF-α 单抗、抗整合素单抗等）

和激素作为"平行选择"，但未建议必须先于生物制剂使用激素、免疫抑制剂等传统药物。对于既往从未接受过生物制剂治疗的 UC 患者，IFX 可作为一线推荐的生物制剂之一。急性重度 UC（acute severe ulcerative colitis，ASUC）患者在使用足量静脉激素治疗 3 ~ 5 d 无效时，可考虑转换为 IFX 作为挽救治疗。

（五）慢性顽固性储袋炎

对抗生素或局部激素治疗无应答的慢性顽固性储袋炎尤其是 CD 样储袋炎，可以使用 IFX 治疗。

二、ADA

ADA 在我国获批的适应证为足量激素和（或）免疫抑制治疗应答不充分、不耐受或禁忌的中至重度活动性成人 CD 患者的诱导缓解和维持缓解。

基于临床研究证据并依据国际共识意见，《抗肿瘤坏死因子 –α 单抗治疗炎症性肠病专家共识意见（2017）》提出，ADA 可用于 IFX 继发失效和不耐受的活动性 CD 患者转换治疗。2019 年我国《克罗恩病肛瘘诊断与治疗的专家共识意见》提出，ADA 用于复杂型 CD 肛瘘患者诱导和维持缓解，合并肠外表现患者的诱导缓解和维持缓解，包括合并关节炎、眼部疾病、结节性红斑、坏疽性脓皮病、巩膜炎、葡萄膜炎等。

2019 年 ACG 指南推荐 ADA 用于足量激素和（或）硫唑嘌呤或 6– 巯基嘌呤应答不足的中至重度活动性成人 UC 患者诱导和维持临床缓解。

2020 年、2021 年，FDA 已批准 ADA 用于 6 岁以上儿童 CD 及 4 ~ 17 岁 UC 的治疗，我国尚未批准 ADA 用于儿童 IBD 治疗。

三、CZP

CZP 给药途径为皮下注射，其局部注射处的刺激性非常小。CZP 对于中重度活动性 CD 有显著的诱导缓解和维持缓解的作用，CZP 还适用于对 IFX 失应答或不耐受的 CD 患者。

四、GOL

目前 GOL 已开展过许多经典的诱导缓解和维持缓解研究试验，均证明能够诱导和维持传统治疗无效的中重度难治性 UC 的临床缓解和黏膜愈合，已被美国 FDA 批准用于中重度 UC 的治疗。GOL 有皮下注射和静脉两种剂型，目前尚未在我国上市。

五、生物类似药

欧洲药品管理局（European Medicines Agency，EMA）和美国 FDA 将生物类似

药定义为在结构、生物活性、临床疗效和免疫原性方面与另一种已上市的生物药物（"参考药物"）高度相似的药物。CT-P13 和 SB2 是 IFX 的生物类似药，根据 PLANETRA 和 PLANETAS 试验结果，均获批用于其参考药物的所有适应证，可用于治疗上述 IBD 的适应证。美国 FDA 于 2016 年 9 月批准 amjevita 用于 ADA 的所有适应证。我国亦有多种国产生物类似药上市，包括国产阿达木单抗和国产英夫利西单抗。

第三节 禁 忌 证

一、IFX 禁忌证

（1）对 IFX、其他鼠源蛋白或 IFX 中任何成分过敏。
（2）活动性结核病或其他活动性感染（包括活动性病毒性肝炎、脓毒症、脓肿、机会性感染等）。
（3）中重度心力衰竭：NYHA 心功能分级 Ⅲ / Ⅳ 级。

二、ADA 禁忌证

（1）对 ADA 或制剂中任何成分过敏。
（2）活动性结核病或其他严重的感染，如败血症和机会性感染等。
（3）中重度心力衰竭：NYHA 心功能分级 Ⅲ / Ⅳ 级。

三、CZP 禁忌证

（1）对本品有效成分或任一辅料过敏。
（2）活动性结核病或其他严重感染，如败血症和机会性感染。
（3）中重度心力衰竭：NYHA 心功能分级 Ⅲ / Ⅳ 级。

四、GOL 禁忌证

（1）对活性成分或任何辅料存在超敏反应。
（2）活动性结核病或其他重度感染，如脓毒症和机会性感染。
（3）中重度心力衰竭：NYHA 心功能分级 Ⅲ / Ⅳ 级。

第四节 输注注意事项

IFX 的输注反应发生率为 3% ~ 10%，其中严重反应发生率为 0.1% ~ 1%。目前认为抗 IFX 抗体的产生与药物输注反应密切相关。输注反应发生在药物输注期间和停止输注 2 h 内。输注速度不宜过快，至少输注 1 h。对曾经发生过 IFX 输注反应者在给药前 30 min 先予抗组胺药和（或）激素可预防输注反应。对发生输注反应者暂停给药，视反应程度给予处理，反应完全缓解后可继续输注，但输注速度需减慢。多数患者经上述处理后可完成药物输注，但严重输液反应或超敏反应者应停止使用并迅速处理。输注过程中严密监测，根据情况随时调整滴速，输注完成后至少观察 2 h 再离开。

ADA 与 CZP 由于自身免疫原性及皮下注射的给药途径，在使用过程中极易发生注射部位反应，主要表现为局部轻中度红斑、瘙痒、刺痛或水肿。对于大多数注射部位反应，无须特殊处理即可缓解。若有必要，可尝试使用冰袋局部降温，外涂激素或更换注射部位。

GOL 输注部位通常为大腿中部前侧，还可以在脐下的下腹部（腹部），避开脐正下方 5 cm 的面积。如果是护理人员注射，还可以在上臂外侧区域注射。不要在皮肤触痛、挫伤、红肿、呈鳞片状、发硬的区域内或有瘢痕或妊娠纹的区域内注射。

第五节 不良反应及其处理

一、近期不良反应

（一）输液反应

由于 IFX 为基因重组人鼠嵌合体，且其使用途径为静脉注射，故较易发生免疫介导的输液反应。按其发生的时间，输液反应可分为急性型和迟发型两类。急性输液反应通常发生于药物输注期间和停止 2 h 内，以头痛和关节炎为最主要表现，胸闷、恶心、皮疹等症状也时有发生。迟发型输液反应多发生于给药后的 3 ~ 14 d，表现为肌肉痛、关节痛、发热、皮肤发红、荨麻疹、瘙痒、面部水肿、四肢水肿等血清病样反应。

防治：ACCENT I 研究显示，体内产生 ATI 的患者药物输注反应发生率（38%）远大于未产生 ATI 的患者（24%），但并不增加这类患者严重输液反应（包括呼吸急促、喘鸣及低血压）的发生率，同时提示间断治疗的患者比规律性用药者更易产生 ATI。联用 IFX 及硫唑嘌呤的效果优于两药单用，联合用药不仅有着更好的临床应答，而且 ATI 的产生也明显减少。基于上述研究结果，国内外研究及指南已提出多种有效治疗策略，主要包括：①采用程序性维持治疗，共用免疫抑制剂；②预防性使用激素口服；③一旦发生输液反应，可按照以下思路进行治疗：急性者应立即停止输注，并给予氯马斯汀 2 mg 联合 25 mg 泼尼松龙，或 200 mg 氢化可的松治疗。而发生迟发型输液反应的患者则予抗组胺药治疗，也可加用对乙酰氨基酚。

（二）注射部位反应

由于 ADA 与 CZP 自身的免疫原性及皮下注射的给药途径，在使用过程中极易发生注射部位反应（injection site reaction，ISR），ADA 更为常见，发生率约 4%，CZP 的 ISR 发生率约 3%，主要表现为局部轻中度红斑、瘙痒、刺痛或水肿。

防治：对于大多数 ISR 无须特殊处理即可缓解。若有必要可尝试使用冰袋局部降温、外涂激素或更换注射部位。

二、远期不良反应

（一）感染

抗 TNF-α 制剂在抑制炎症的同时也对机体体液和细胞免疫、天然免疫的一些分子起抑制作用，因此有增加感染发生的危险。生物制剂引发的感染问题主要包括严重细菌感染、机会感染等几个方面。

1. 严重细菌感染

一般认为，与其他免疫抑制剂相比，生物制剂并不增加感染风险，而与疾病的严重程度、麻醉镇痛剂的使用及共用激素这三个独立危险因素密切相关。另有报道指出，年龄是不可忽视的因素。一项多中心的病例对照研究显示，老年 IBD 患者（≥65 岁）应用生物制剂发生严重感染的概率为 11%，这一结果显著高于低龄组（2.6%）及老年非生物制剂治疗组（0.5%）。对此，学术界目前的意见尚不统一。

2. 机会性感染

机会性感染一般发生在免疫力低下的人群，可涉及几乎全身所有器官，其中最多见的是呼吸系统和泌尿系统感染。一项荟萃分析指出，应用抗 TNF-α 制剂治疗可使患者各种机会性感染的发生风险增加约 1 倍。一些机会菌引起的感染，如卡氏肺孢子虫病、组织胞浆菌病、军团菌病、曲霉病在临床上均有报道。

3. 结核

值得注意的是，应用抗 TNF-α 制剂有激发潜在肺结核的风险。据统计，患者结核发生的平均时间约为距首次输注 123 d，多表现为肺外结核（>50%）并常伴有播散。其机制可能与抗 TNF-α 制剂抑制肉芽肿的形成有关。在 IFX 治疗的患者中，结核病发生率较普通人群明显升高，这可能与隐性结核感染被激活密切相关。因此 IFX 治疗 IBD 前对结核进行筛查及使用过程中定期监测结核感染十分重要。

4. 病毒性肝炎

抗 TNF-α 制剂可以通过增加特异性 T 细胞反应，从而促进乙型肝炎病毒（hepatitis B virus，HBV）的复制继而增加 HBV 的表达，可表现为乙型肝炎的再激活，甚至引起暴发型肝炎。在活动性乙型肝炎患者中，使用抗 TNF-α 制剂可增加病毒复制，导致肝功能损害甚至肝衰竭。

（二）恶性肿瘤

TNF-α 对肿瘤生长有一定的抑制作用，因此，长期使用抗 TNF-α 制剂是否会增加淋巴瘤或其他恶性肿瘤的发病风险是一个值得关注的问题。目前认为，应用这类药品并不会增加实体瘤的发生率。Peyrin-Biroulet 等进行的一项包含 3 995 例 CD 患者的荟萃分析表明，与对照组相比，TNF 抑制剂治疗组的肿瘤发生率未见明显升高。一项历时 9 年的多中心配对研究也显示，在 304 例接受 IFX 治疗的 CD 患者中有 12 例（12/304，3.95%）发生恶性肿瘤，其发生率与未经 IFX 治疗的患者并无明显差异（12/287，4.18%）。但目前抗 TNF-α 制剂与硫唑嘌呤长期联用将增加淋巴组织增生性恶性肿瘤，尤其是非霍奇金淋巴瘤发生率这一观点已比较明确。一项包含 8 905 例患者的荟萃分析表明，接受抗 TNF-α 制剂治疗的 CD 患者非霍奇金淋巴瘤的发病率约是当地正常人群的 3 倍，且其中大多数接受过与免疫抑制剂的联合治疗。因此，抗 TNF 治疗前需排除淋巴瘤或其他恶性肿瘤，治疗期间需注意监测，若有肿瘤发生迹象（如体重减轻、乏力、厌食等）要立即停药。尤其应注意皮肤及淋巴结检查，以防新近出现的皮肤癌及淋巴瘤。一般来说，抗 TNF-α 制剂治疗期间及停止后的 1 年内应每 6 个月检查 1 次，此后每年 1 次，长期随访。同时应尽量避免青少年长期联合使用生物制剂与硫唑嘌呤。

（三）皮肤反应

皮肤反应是生物制剂治疗过程中最常见的不良反应，一项超过 14 年的单中心队列研究显示，在 734 例接受 IFX 治疗的 IBD 患者中，有 150 例发生了皮肤反应，发生率高达 20%。主要反应包括注射部位的局部反应、输液反应的皮肤表现、皮肤感染、银屑病及非黑色素皮肤癌。其他不良反应如狼疮样综合征、多形性红斑、史蒂文斯－约翰逊综合征则较为少见。

IFX 既可治疗银屑病又可诱发无病史者新发银屑病，甚至使原有银屑病患者的皮损加重，导致这种矛盾性皮肤反应的机制尚未完全明确。一般认为，浆细胞样 DC 可通过其分泌产物干扰素 α 诱发银屑病。正常情况下 TNF-α 可使该细胞处于低表达状态，而抗 TNF-α 制剂正是阻断了这一调控通路从而促使银屑病的发生或使银屑病恶化。Ko 等回顾了 17 年间由抗 TNF-α 制剂引发或加重的 127 例银屑病患者，其中

70 例（55.1%）、22 例（17.3%）分别由 IFX、ADA 所致。发病类型以掌跖脓疱型银屑病为最多（40.5%），其次为斑块型（33.1%）。从首次用药到出现银屑病平均时间为 10.5 个月。

防治：对于轻度银屑病者（皮损 ≤5% 体表面积）可继续使用抗 TNF-α 制剂，对于皮损处局部用药即可；若皮损面积 >5% 体表面积或发生掌跖脓疱型银屑病，则可以切换到另一种抗 TNF-α 制剂并采取局部封闭，口服甲氨蝶呤、环孢素、维 A 酸等治疗；若并发严重或进展期银屑病，则应立即停用抗 TNF-α 制剂并进行系统化的银屑病治疗。

总体而言，皮肤反应的并发症表现是多种多样的，有时甚至还可能与 IBD 的肠外表现相混淆（如结节性红斑、坏疽性脓皮病等），临床医师应注意鉴别。轻微的皮肤病变一般通过局部治疗即可缓解，如在注射位置贴敷冰袋，抑或局部的激素涂搽都可以起到很好的局部缓解作用；对于严重的皮肤反应，则应立即停用生物制剂。

（四）血液系统不良反应

抗 TNF-α 制剂发生血液系统不良反应少见，主要包括贫血、全血细胞减少、血小板减少、中性粒细胞减少、白细胞减少、溶血性贫血、再生障碍性贫血及血液的高凝状态，也可出现脾大或脾梗死。最近的一份统计资料显示，在 111 例并发中性粒细胞减少症的文献报道中，接受依那西普治疗的患者占大多数（72.8%），其次为 IFX（18.5%）和 ADA（9%）。值得注意的是，基线中性粒细胞计数 $< 4 \times 10^9/L$ 者或曾有因接受过其他药物治疗而致中性粒细胞减少史的患者具有更高的患病风险。因此输注前后密切监测白细胞水平，若中性粒细胞计数 $< 0.5 \times 10^9/L$ 应立即停止治疗。

（五）其他不良反应

生物制剂的不良反应可涉及全身各个系统。循环系统可表现为充血性心力衰竭加重、延迟性高血压，消化系统可表现为肝功能异常，神经系统可有脱髓鞘综合征、多发性硬化、吉兰 - 巴雷综合征等不良反应。

1. 心力衰竭

一项回顾性分析表明，类风湿关节炎老年患者使用抗 TNF-α 制剂会加快心力衰竭的进展及增加因心力衰竭住院的风险。故伦敦共识意见将 NYHA 心功能分级为 Ⅲ / Ⅳ 级的患者列为抗 TNF-α 制剂使用的绝对禁忌证。而对于美国纽约心脏学会（New York Heart Association，NYHA）分级 Ⅰ ~ Ⅱ 级的患者在应用抗 TNF-α 制剂之前应通过超声心动图评估左心室射血分数，若 <50%，则不推荐使用抗 TNF-α 制剂。

2. 肝功能异常

应用 IFX 治疗的患者可出现肝功能异常，多为胆酶的轻度升高，或并发胆汁淤积性肝病及肝炎样综合征，也有因此而导致肝衰竭的报道。因此，有必要在使用抗

TNF-α 制剂前对患者的肝功能进行评估，若患者肝功能水平正常但有罹患肝病的危险因素，则应在用药期间每 12 周监测 1 次。在治疗过程中，若出现肝酶轻中度升高（不超过正常值的 5 倍），在密切关注肝功能水平变化的同时可继续使用抗 TNF-α 制剂；若肝酶重度升高（超过正常值的 5 倍），则应立即停用抗 TNF-α 制剂。

3. 神经系统

使用抗 TNF-α 制剂的患者也可出现神经系统并发症，其中较常见的是脱髓鞘病变和视神经炎。其机制可能与体液免疫和细胞免疫攻击周围神经髓鞘磷脂、血管炎导致神经缺血、轴突信号转导受抑制有关。这些病变若早期发现，多在停药 1 个月后好转。因此，神经脱髓鞘患者存在其他治疗选择的情况下不应接受抗 TNF-α 制剂治疗。

4. 肾损害

肾损害也有零星报道，主要表现为肾小球肾炎。故用药期间需定期复查肾功能、尿常规。

三、生物类似药

由于我国生物类似药上市时间较短，暂无相关上市后安全性数据。Antoine Meyer 等纳入 3 112 例 UC 患者，比较了 IFX 与 CT-P13 的有效性和安全性，发现 CT-P13 组的严重感染人数较少（$HR = 0.65$；$95\%CI$：$0.48 \sim 0.88$），实体或血液恶性肿瘤的发生率没有差异（$HR = 0.81$；$95\%CI$：$0.41 \sim 1.60$）。一项荟萃分析纳入 11 项研究，共 1 007 例 IBD 患者，包括 570 例 CD 患者、435 例 UC 患者和 2 例未分类结肠炎（indeterminate colitis，IC）患者，总结了治疗不良事件包括输液相关反应、感染、恶性肿瘤和死亡，结果显示 CT-P13 与 IFX 安全性相似。CT-P13 总体不良反应发生率为 9.2%，其中输液相关反应发生率 4.1%，感染发生率 4.3%。韩国的一项药物上市后的研究入组了 173 例接受 CT-P13 治疗的 IBD 患者，30 周时的不良事件发生率为 22.0%，治疗相关不良事件发生率为 10.4%，无恶性肿瘤发生。意大利一项入组 397 例 IBD 患者的观察性研究显示，CT-P13 治疗后严重不良事件发生率为 8.3%，输液相关反应发生率为 5.3%。Linda 等研究了 ADA 的生物类似药 ABP501 和 SB5，与原研药同样有效和安全。Barberio 等比较了 ADA、ABP501 和 SB5 治疗 155 例 IBD 患者的有效性和耐受性，发现治疗组之间没有差异，均显示出良好的安全性，只有 10 例患者因不良反应事件停止治疗。由此可见，生物类似药的安全性（包括不良事件发生率、免疫原性及适应证等）与原研药相仿，临床实践应用也显示其安全性较好。

第六节　疗　效　监　测

疗效评估指标主要包括临床疾病活动度、内镜下病变及其范围、黏膜愈合情况，以及血清或粪便炎症反应指标。

每次注射前检查血常规、肝功能、肾功能、红细胞沉降率（erythrocyte sedimentation rate，ESR）、C反应蛋白（C-reactive protein，CRP）、粪钙卫蛋白（faecal calprotectin，FC）等指标，评估生命体征和疾病活动度。在疾病活动期，建议每3个月检查血常规、肝功能、肾功能、CRP、ESR、FC等指标，评估生命体征和疾病活动度。首次内镜复查建议在IFX首次给药后的第14周，ADA使用后3个月，以判断药物的疗效。疾病缓解后每6~12个月，酌情对临床指标、炎症指标、内镜及影像指标进行全面评估。

第七节　感染监测及处理

应用抗TNF-α制剂治疗前建议对机会性感染进行筛查，包括病毒（肝炎病毒、巨细胞病毒、EB病毒、疱疹病毒）、细菌、真菌等，并在用药期间严密监测，具体参见《炎症性肠病合并机会性感染专家共识意见》。在我国尤其要注意结核和病毒性肝炎的筛查和监测。

一、结核

我国是结核高发地区，对于生物制剂激活潜在肺结核或诱发新的结核感染的风险需特别警惕，用药前筛查和预防结核病尤其重要。应在用药前详细询问结核病史、结核病接触史，检查应包括胸部影像学（建议胸部CT优于胸部X线）和结核菌素试验（tuberculin test，TST）。有条件者建议行结核分枝杆菌γ干扰素释放试验（interferon-γ release assay，IGRA），我国通常采用特异性T细胞酶联免疫斑点试验（T cell enzyme-linked immunospot assay，T-spot）。

诊断为活动性结核感染的患者应避免使用抗TNF-α制剂，彻底治愈结核后再应用生物制剂，建议优先选择非抗TNF-α制剂。潜伏结核感染（latent tuberculosis infection，LTBI）的患者在抗TNF-α制剂治疗前建议给予1或2种结核杀菌药预防性抗结核治疗3~4周（经典方案为异烟肼300 mg/d），使用抗TNF-α制剂治疗时继续抗结核治疗，经典方案仍为异烟肼300 mg/d，6~9个月，需注意监测异烟肼的肝肾毒性。还可以选择另外两种毒性较低的方案：两联方案（异烟肼 1 200 mg + 利福喷丁 900 mg/ 周，3 个月）或利福平 600 mg/d，4 个月。LTBI 定义为对结核分枝杆菌抗原刺激的持续免疫状态，没有相关的活动性结核临床表现证据。LTBI 诊断缺乏金标准，以下几种情况可考虑 LTBI 诊断：①临床表现和影像学检查结果阴性，TST 或 T-spot 阳性；② TST 或 T-spot 阴性，但既往有结核病史且未正规治疗；③影像学提示既往感染且未治疗的表现：钙化灶 ≥5 mm、胸膜增厚、叶间隔增厚；④与结核患者有密切接触史。我国建议 TST 作为常规筛查手段，若 TST 阳性再加做 IGRA 以进一步确定。同时应考虑 TST 及 T-spot 假阴性的可能性，因此对于免疫状态低下（如合并严重基础病、重度营养不良或正在接受免疫抑制剂治疗）的患者，建议优先采用 IGRA 或者联合 TST 进行 LTBI 筛查。陈旧性结核患者一般无须预防性抗结核治疗，但在抗 TNF-α 制剂治疗期间需定期监测。在抗 TNF-α 制剂治疗期间，应至少每年评估结核风险，治疗期间一旦出现活动性结核应立即停用抗 TNF-α 制剂并进行规范抗结核治疗。

我国有关专家共识意见中提出的以下策略值得借鉴：①胸部 X 线片提示活动性肺结核或 TST 强阳性者必须予正规抗结核治疗，并确定治愈后才可使用 IFX；②胸部 X 线片提示陈旧性肺结核、TST 阳性、T-spot 阳性或近期有结核病接触史，但可排除活动性结核病者，应先治疗 LTBI 再使用 IFX，并在使用过程中继续进行预防性治疗（异烟肼治疗 3 周后开始使用 IFX，并继续合用异烟肼 6~9 个月）；③既往有结核病史已接受标准治疗并确定治愈者可直接开始 IFX 治疗。

二、病毒性肝炎

针对使用抗 TNF-α 制剂治疗的 IBD 患者，HBV 感染的早期筛查、及时预防和规律治疗对于改善患者的预后十分重要。现普遍认为 IFX 可以使潜伏期病毒性肝炎出现活动，因此活动期病毒性肝炎被列为抗 TNF-α 制剂使用的禁忌证。

（一）乙型肝炎

抗 TNF-α 制剂治疗前应筛查血清 HBV 标志物和肝功能，并对乙型肝炎表面抗原（hepatitis B surface antigen，HBsAg）阳性、乙型肝炎核心抗体阳性者定量检测 HBV-DNA。高病毒载量是发生 HBV 再激活最重要的危险因素。HBsAg 阳性且肝功能无异常患者，不论 HBV-DNA 水平，均需预防性使用核苷酸类药物进行抗病毒治疗。2017 年中国《炎症性肠病合并机会性感染专家共识意见》推荐，抗病毒治疗在抗 TNF-α 制剂治疗前 2 周开始并持续至抗 TNF-α 制剂停用后至少 6 个月，拉米夫定、阿德福韦、替诺福韦、恩替卡韦是目前常用的抗 HBV 治疗药物，但由于长期应用拉米夫定可能产生耐药性，因此在长期治疗中推荐使用耐药率较低的药物，如替诺福韦或恩替卡韦。对 HBsAg 阴性、乙型肝炎核心抗体阳性的患者，若 HBV-DNA

阳性，也需要进行预防性抗病毒治疗。若 HBV-DNA 阴性，在抗 TNF-α 制剂治疗过程中定期（每 3 个月）监测 HBV 血清学指标和 HBV-DNA，一旦 HBV-DNA 或 HBsAg 转为阳性，应立即启动抗病毒治疗。如 HBV 血清学标志物均阴性，推荐于抗 TNF-α 制剂治疗前接种 HBV 疫苗。Fuchs 等提出的合并 HBV 感染的患者应用抗 TNF-α 制剂的决策意见对临床有一定的参考价值（图 3-2）。

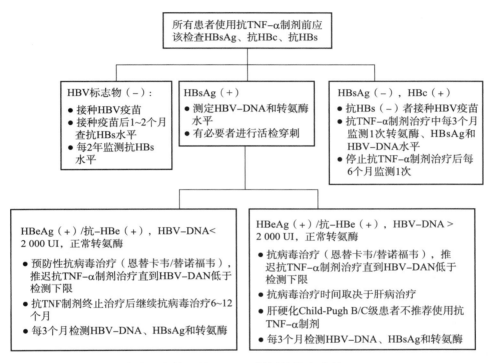

■ **图 3-2**　合并 HBV 感染患者使用抗 TNF-α 制剂的临床决策

（二）丙型肝炎

抗 TNF-α 制剂使用前进行肝功能评估，检测项目包括丙氨酸转氨酶（ALT）、天冬氨酸转氨酶（AST）、碱性磷酸酶（ALP）、总胆红素（TBil）、γ- 冬氨酰转移酶（GGT）、白蛋白、血小板和抗丙型肝炎病毒（HCV），抗 HCV 阳性者则需检测 HCV-RNA；失代偿期肝硬化不推荐抗 TNF-α 制剂治疗；每 3 个月监测 1 次肝功能。

第八节　肿瘤监测及处理

目前虽无明确证据显示 IFX 单独使用会增加肿瘤发生的风险，但仍建议在使用 IFX 治疗前排除淋巴瘤或其他恶性肿瘤。有恶性肿瘤病史（不包括淋巴增殖性疾病）

的患者，如 IBD 病情活动需要，建议与肿瘤科医师共同严格评估肿瘤性质、肿瘤治疗后的病程时间和复发风险后，可考虑使用 IFX，且在治疗期间和治疗后需密切随访。

2020 年最新报道的 ADA 临床研究安全性分析，汇总了 29 967 例患者长期安全性数据。在 CD 治疗患者中，恶性肿瘤是罕见不良事件。ADA 与硫嘌呤类药物联合治疗 CD 发生非黑色素瘤皮肤癌和淋巴瘤的风险高于单药治疗，但研究显示单药治疗不增加恶性肿瘤风险。虽然尚无证据显示单用 ADA 会增加淋巴增殖性疾病或实体肿瘤的发生风险，但并不排除这种可能性，治疗期间须注意监测。

抗 TNF-α 制剂与硫嘌呤的联合使用会增加淋巴增生性病变风险，但绝对风险极低，抗 TNF-α 制剂与其他原发性非皮肤恶性肿瘤的发展无关。如果患者既往有非皮肤恶性肿瘤史，迄今为止的研究表明，抗 TNF 制剂治疗不会显著增加其复发风险。对于皮肤恶性肿瘤，研究显示抗 TNF 制剂治疗与黑色素瘤风险增加相关；而另外一项荟萃分析显示，1998 年前（生物制剂治疗问世前）IBD 患者黑色素瘤发病风险显著高于正常人群，但在 1998 年后该风险并无显著增加，提示 IBD 患者黑色素瘤发生风险可能与生物制剂使用无关。治疗前应详细了解肿瘤类型、所处阶段、治疗方法和最后的随访情况等恶性肿瘤病史。各种生物制剂和硫嘌呤类药物的治疗可能会增加患癌风险，因此应特别注意患者的皮肤肿瘤（黑色素瘤和非黑色素瘤）、血液恶性肿瘤（淋巴瘤）和宫颈癌等病史。

第九节　治疗方案转换

在抗 TNF 制剂治疗过程中进行 TDM 可以最大限度优化药物使用，更好地指导治疗策略的选择。《中国炎症性肠病治疗药物监测专家共识意见》提出抗 TNF-α 制剂治疗 IBD 时 TDM 包括药物浓度监测和抗药物抗体监测。

一、原发无应答的治疗方案转换

对于原发无应答的患者，目前建议进行 TDM，以指导临床决策（图 3-3）。原发无应答目前没有标准的评估时间，一般是指开始抗 TNF-α 制剂诱导治疗后的 8~12 周，患者的临床症状和体征均未见显著改善。IBD 患者抗 TNF-α 制剂治疗原发无应答比例约为 20%。IFX 原发无应答考虑与下列因素有关：①剂量是否充足；②是否因免疫原性的原因导致 ATI 的产生；③疾病的发生是否涉及多种机制，需要联合治疗；④疾病的发生发展主要不是 TNF-α 所介导。目前，对于原发无应答患者进行 TDM 指导治疗的研究不多，但如果 TDM 结果提示药物浓度在治疗窗内，而患者疾

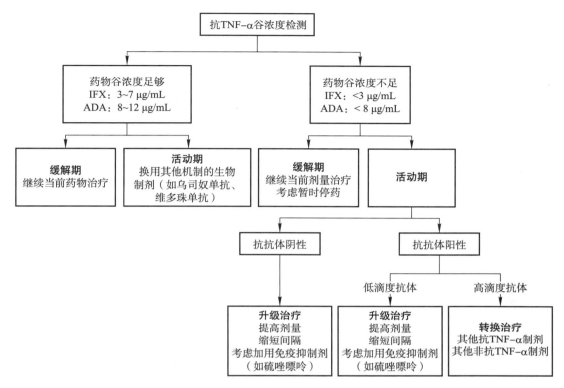

图 3-3　抗 TNF-α 制剂治疗 IBD 的 TDM 策略

病活动程度没有明显改善，则提示抗 TNF-α 制剂效果不佳，建议改用其他作用机制的药物。

二、继发失应答的治疗方案转换

继发失应答指患者对治疗存在初始应答，随时间推移应答反应逐渐减弱。临床上表现为克罗恩病疾病活动指数（Crohn disease activity index，CDAI）升高 > 70 分且总分 > 175 分，或 CDAI 升高 ≥35%，或由于疾病活动需要更换新的治疗方案。6% ~ 17% IFX 规律治疗的患者在治疗过程中会产生 ATI，ATI 的产生与患者继发失应答密切相关。继发失应答的患者进行 TDM 可指导治疗方案的调整，根据药物谷浓度和抗药抗体水平，可采用转换治疗、强化药物治疗（增加药物剂量、缩短间隔和联用免疫抑制剂）的方法使患者再次获得临床应答。研究显示在临床失应答时依据 TDM 结果调整治疗策略与依据临床经验调整策略具有相似的临床缓解率，但前者医疗费用明显降低，具有更好的费用 / 效益比。

三、主动 TDM 与被动 TDM

临床上实施 TDM 通常有两种方式，即被动 TDM 和主动 TDM。被动 TDM 通常是对药物疗效欠佳或药物失应答的患者在疾病活动时进行的 TDM。疾病活动根据临床症状、血液生物化学、内镜或影像学指标进行判断。主动 TDM 是指患者使用生物制剂有效，达到了临床和内镜的缓解，通过 TDM 指导药物的使用，其中包括停药及停药的时机。

对于采用抗 TNF-α 制剂诱导缓解的患者，有条件的单位可定期进行 TDM 以指导患者管理。对于 IFX 诱导缓解和维持缓解的患者，进行主动 TDM 可识别血药浓度低的患者，指导治疗措施的调整。Lega 等研究显示，对于 IFX 诱导缓解的患者，在进入维持治疗期前，即开始 IFX 治疗的第 10 周进行主动 TDM，根据结果调整 IFX 用量有利于维持 IFX 有效血药浓度。同时，多项研究结果显示维持治疗期 IFX 血药浓度可预测患者的临床结局，与患者生物学、内镜和组织学缓解密切相关。

一项临床实践的多中心回顾性队列研究证明，与标准治疗相比，ADA 的主动 TDM 可能与 IBD 患者治疗失败的风险较低有关。越来越多的研究显示，定期的主动 TDM 比被动 TDM 可以为患者带来更多的临床获益，即便是对发生继发失应答的患者，实施被动 TDM 后再进行常规的主动 TDM，亦可显著降低治疗失败的概率。TAXIT 研究结果显示，根据主动 TDM 结果显示的 IFX 血药浓度不足或过高，相应地增加或减少 IFX 用量，可达到提高患者的临床缓解率或节省治疗费用的目的。根据目前的研究证据，基于主动 TDM 进行剂量优化是合理的，但仍存在不少问题，有待进一步研究，如远期效果和 TDM 频率等。但一些研究发现在最初的优化阶段之后，基于谷浓度的剂量调整的临床缓解并不优于基于临床的剂量调整。基于 TDM 的治疗策略可以通过降低患者联合治疗的剂量、增加时间间隔和（或）停止免疫调节剂，对药物浓度高于治疗浓度的患者实施降级策略，从而提高生物治疗的成本效益和安全性。此外，TDM 还可以帮助治疗失败的患者选择其他药物。

第十节 优 化 治 疗

经规范治疗后仍处于活动期，如果患者药物谷浓度足够，则建议转换其他作用机制的药物：对于抗 TNF-α 制剂规范治疗后仍处于活动期，且药物谷浓度足够的患者，考虑为作用机制相关的治疗失败。这类患者应停止当前的抗 TNF-α 制剂治疗，考虑 TNF 在这类患者疾病发生发展中不是主要递质，因此改用其他抗 TNF-α 制剂的疗效也可能不佳，推荐转换其他作用机制的药物。多项多中心研究均已证实，对于抗 TNF-α 制剂治疗失败的患者，改用其他作用机制的生物制剂如乌司奴单抗（UST）和维得利珠单抗（VDZ）可获得一定疗效。

经规范治疗后仍处于活动期，药物谷浓度不足，但未检测到抗药抗体或抗药抗体效价较低，可增加抗 TNF-α 制剂剂量，或缩短用药间隔，或联用免疫抑制剂：对于抗 TNF-α 制剂规范治疗后仍处于活动期的患者，如果药物谷浓度不足，抗药抗体检测显示阴性，推荐采取增加药物剂量或缩短治疗间隔的方法。一项研究显示，抗药抗体效价与患者失应答后强化治疗结局呈负相关。此外，联合免疫抑制剂可降低患者 ATI 效价，改善患者应答情况。对于已经联合免疫抑制剂治疗的患者，可采用提高抗 TNF-α 制剂剂量或缩短输注间隔的方法以提高药物浓度，改善患者应答。

经规范治疗后仍处于活动期，药物谷浓度不足，且抗药抗体效价较高，建议转换治疗药物：对于一种抗 TNF-α 制剂规范治疗后失应答的患者，在转换另一种抗 TNF-α 制剂后治疗仍是有效的。抗药抗体阳性并不影响同种机制药物转换治疗的疗效，大量研究证实一种抗 TNF-α 制剂治疗失败的患者在转换另一种抗 TNF-α 制剂治疗后仍可获得很好的临床应答。然而，对于这类患者也可转换其他作用机制的药物，以获得较好的临床疗效。抗 TNF-α 制剂抗药抗体平均产生率约为 25%。对于这类患者在转换相同机制的抗 TNF-α 制剂治疗时，建议起始即联合免疫抑制剂，或优化免疫抑制剂的使用，以减少或避免抗药抗体的产生，增加患者临床获益的可能性。

对于缓解期患者，药物谷浓度足够，维持当前药物和治疗剂量不变：对于抗 TNF-α 制剂正规治疗处于缓解状态的患者，结合其疾病行为（如是否合并肛周病变等）和治疗目标（如黏膜愈合），如果患者抗 TNF-α 制剂药物谷浓度足够，临床疗效满意或达到治疗目标，可维持当前抗 TNF-α 制剂治疗且保持剂量不变。

对于缓解期患者，药物谷浓度不足，可结合临床情况维持原治疗剂量，或考虑停药：经正规抗 TNF-α 制剂治疗处于缓解状态的患者，虽然有研究显示对于药物谷浓度不足的患者，可通过强化治疗（无抗药抗体患者）或免疫抑制剂联合（抗药抗体低效价患者）的方式提高患者的血药浓度至目标范围，以预防抗药抗体的产生或降低抗药抗体效价，并减少继发失应答的可能性，尤其是对伴有高危因素的患者。然而，血药浓度并不能解释所有的临床疗效，目前依据主动 TDM 结果对处于缓解期的患者采取强化治疗的策略还缺乏充分的文献证据，所以建议结合临床实际情况维持原治疗剂量。

第十一节 特殊人群的使用

一、IFX

（一）妊娠期

妊娠期使用 IFX 的风险级别为低风险。IFX 在妊娠中、晚期可通过胎盘，较早指南建议对于临床缓解的 IBD 患者，在妊娠中期（22～24 周）暂时停用 IFX；对于病情不稳定或易复发的妊娠患者，在整个妊娠期使用 IFX。基于大样本上市后的安全性数据，最新观点认为包括 IFX 在内的抗 TNF 制剂可以在整个妊娠期持续使用，但应计划在预产期前 6～10 周末次使用，并于产后重新开始使用。哺乳期使用 IFX 对婴儿是安全的。具体指导意见参照《炎症性肠病妊娠期管理的专家共识意见》。

（二）儿童患者

年龄≥6 岁的 CD 患儿能从 IFX 治疗中获益。对于＜6 岁发病的极早发性 CD 患儿，建议先排除遗传缺陷和免疫缺陷病导致的 CD 样表现，在传统药物和肠内营养治疗均失败后，方可在有条件的医疗机构谨慎使用 IFX，使用前需签署知情同意书并进行伦理备案。考虑到儿童群体对疫苗接种的特殊需求，推荐 CD 患儿在按照疫苗接种指导原则完成所有疫苗接种后 3 个月再开始 IFX 治疗。使用 IFX 期间禁忌接种活疫苗，灭活疫苗可按照疫苗接种计划接种，但有可能影响接种有效性。

（三）老年患者

IFX 对老年 IBD 患者的疗效和安全性研究证据较为缺乏。老年 IBD 患者使用 IFX 引起严重感染的风险高于普通成年 IBD 患者。因此，对于老年 IBD 患者需根据病情权衡利弊，谨慎使用 IFX，使用时还需注意肝功能、肾功能监测和药物相互作用的问题。

（四）肿瘤患者

目前虽无明确证据显示 IFX 单独使用会增加肿瘤发生的风险，但仍建议在使用 IFX 治疗前排除淋巴瘤或其他恶性肿瘤。有恶性肿瘤病史（不包括淋巴增殖性疾病）的患者，如 IBD 病情活动需要，建议与肿瘤科医师共同严格评估肿瘤性质、肿瘤治疗后的病程时间和复发风险后，可考虑使用 IFX，且在治疗期间和治疗后均需密切随访。

（五）围手术期用药

对于围手术期使用 IFX 是否会增加术后并发症的发生率尚存争议，但推迟重度 UC 手术治疗时机将显著增加术后并发症的发生率和病死率，故不建议因为术前使用 IFX 而推迟 UC 手术时间。

（六）疫苗接种

IBD 患者缓解期可正常接种疫苗，接受 IFX 治疗的患者可接种灭活疫苗和减毒疫苗，但禁忌接种活疫苗，建议在两次输注之间接种。若 IFX 治疗前 HBsAg 阴性，建议接种乙肝疫苗。因 IBD 患者尤其接受激素、免疫抑制剂、生物制剂治疗的患者发生机会性感染风险增加，建议接种流感疫苗及带状疱疹疫苗。建议 IBD 患者在非活动期接种新冠疫苗，选择灭活疫苗及重组 RNA 疫苗，禁忌腺病毒疫苗。如妊娠中、晚期已停用 IFX，婴儿的活疫苗接种建议推迟至出生后至少 6 个月。对于妊娠晚期持续用药的患者，可酌情延长至出生后 12 个月。

二、ADA

（一）妊娠期

ADA 在妊娠期使用风险级别为低风险，前瞻性和回顾性研究均提示妊娠期 CD 患者暴露于 ADA 未增加妊娠不良结局。2015 年欧洲克罗恩病和结肠炎组织（European Crohn's and Colitis Organization，ECCO）指南建议妊娠 24～26 周最后一次使用抗 TNF 制剂。临床实践应用可考虑将 ADA 的最后应用时间延至妊娠 34～36 周。哺乳期使用 ADA，药物可少量分泌入母乳，但大分子蛋白质在母乳中扩散不良，且药物在胃肠道内被破坏，婴儿吸收量很小，哺乳期可以考虑使用 ADA。

（二）儿童患者

全球已有 86 个国家和地区批准 ADA 用于 CD 患儿的治疗。适应证为对激素或免疫抑制剂如硫唑嘌呤、6-巯基嘌呤、甲氨蝶呤等应答不足的≥6 岁的中至重度活动性 CD 患儿的诱导缓解和维持治疗。美国 FDA 及欧盟最近批准 ADA 用于治疗 UC 患儿，用于对传统治疗，包括激素和（或）6-巯基嘌呤或硫唑嘌呤应答不足、不耐受或禁忌的≥6 岁的中至重度活动性 UC 患儿的治疗。我国尚未批准 ADA 用于儿童 IBD 的治疗。

（三）老年患者

老年 CD 患者无须进行剂量调整。如果患者年龄＞65 岁、伴有合并症和（或）同时使用激素或免疫抑制剂，发生感染的可能性增大。长期使用 ADA 或硫嘌呤类药物联合用药时要注意恶性肿瘤的风险。

（四）围手术期用药

对于使用 ADA 的患者，建议术前 2～4 周停用 ADA。现有的研究数据提示术后 2～4 周启动 ADA 治疗未增加不良事件发生率。

（五）疫苗接种

同 IFX 部分。

第十二节 问题及展望

抗 TNF-α 制剂 IFX 是第一个应用于临床 IBD 治疗的生物制剂，目前仍然是治疗 IBD 的主要一线药物，是迄今为止获得成人和儿童 CD 及 UC 患者适应证最广泛的药物，应用已近 30 年，积累了非常翔实的循证医学证据，其快速、强效的特点使很多患者获益，特别推荐用于病情进展快、活动度严重、病变范围广泛、累及小肠和上消化道、以消化道出血为主要表现、合并瘘管及肠外表现的患者。但随着应用时间延长及病例数逐渐增多，其失应答率也越来越高，长期应用的不良反应也逐渐暴露，尤其是诱发或加重感染（主要是结核、病毒及难辨梭状芽孢杆菌感染），对于老年患者（合并多种基础疾病）、肿瘤患者的安全性也需格外注意。因此，熟练掌握抗 TNF-α 制剂不良反应特点与处理原则非常重要：在使用前做到全面筛查，用药期间应注意监测，发生不良反应采取及时有效的治疗措施，疗效不佳的时候注意治疗方案的优化和调整对治疗原发病、改善患者预后都有着重要意义。

（梁嫦　陈屏润　张燕）

参 考 文 献

［1］中华医学会消化病学分会炎症性肠病学组，钱家鸣，吴开春. 炎症性肠病诊断与治疗的共识意见（2018 年，北京）[J]. 中华消化杂志，2018，38（5）：292-311.

［2］中华医学会消化病学分会炎症性肠病学组. 炎症性肠病外科治疗专家共识 [J]. 中华炎性肠病杂志，2020，4（3）：180-199.

［3］中华医学会儿科学分会消化学组，中华医学会儿科学分会临床营养学组. 儿童炎症性肠病诊断和治疗专家共识 [J]. 中华儿科杂志，2019，57（7）：501-507.

［4］Ko C W，Singh S，Feuerstein J D，et al. AGA clinical practice guidelines on the management of mild-to-moderate ulcerative colitis [J]. Gastroenterology，2019，156（3）：748-764.

［5］中华医学会消化病学分会炎症性肠病学组. 抗肿瘤坏死因子 -α 单抗治疗炎症性肠病的专家共识（2017）[J]. 中华炎性肠病杂志，2017，1（3）：150-154.

［6］克罗恩病肛瘘共识专家组. 克罗恩病肛瘘诊断与治疗的专家共识意见 [J]. 中华炎性肠病杂志，2019，3（2）：105-110.

［7］Subedi S，Gong Y，Chen Y，et al. Infliximab and biosimilar infliximab in psoriasis：efficacy，loss of efficacy，and adverse events [J]. Drug Des，Devel Ther，2019，13：2491-2502.

［8］Meyer A，Rudant J，Drouin J，et al. The effectiveness and safety of infliximab compared with biosimilar CT-P13，in 3112 patients with ulcerative colitis [J]. Aliment Pharmacol Ther，2019，50（3）：269-277.

［9］Radin M，Sciascia S，Roccatello D，et al. Infliximab biosimilars in the treatment of inflammatory bowel diseases：a systematic review [J]. BioDrugs，2017，31（1）：37-49.

［10］Fiorino G，Manetti N，Armuzzi A，et al. The PROSIT-BIO cohort：a prospective observational study of patients with inflammatory bowel disease treated with infliximab biosimilar [J]. Inflamm Bowel Dis，2017，23（2）：233-243.

［11］Cingolani L，Barberio B，Zingone F，et al. Adalimumab biosimilars，ABP501 and SB5，are equally effective and safe as adalimumab originator [J]. Sci Rep，2021，11（1）：10368.

［12］Barberio B，Cingolani L，Canova C，et al. A propensity score-weighted comparison between adalimumab originator and its biosimilars，ABP501 and SB5，in inflammatory bowel disease：a multicenter Italian study [J]. Therap Adv Gastroenterol，2021，14：17562848211031420.

［13］中华医学会消化病学分会炎症性肠病学组. 炎症性肠病合并机会性感染专家共识意见 [J]. 中华消化杂志，2017，37（4）：217-226.

［14］中国炎症性肠病诊疗质控评估中心，中华医学会消化病学分会炎症性肠病学组. 生物制剂治疗炎症性肠病专家建议意见 [J]. 中华消化杂志，2021，41（6）：366-378.

［15］中华医学会消化病学分会炎症性肠病学组. 中国炎症性肠病治疗药物监测专家共识意见 [J]. 中华炎性肠病杂志，2018，2（4）：253-259.

［16］Mitrev N，Vande Casteele N，Seow C H，et al. Review article：consensus statements on therapeutic drug monitoring of anti-tumour necrosis factor therapy in inflammatory bowel diseases [J]. Aliment Pharmacol Ther，2017，46（11-12）：1037-1053.

［17］Feuerstein J D，Nguyen G C，Kupfer S S，et al. American gastroenterological association institute guideline on therapeutic drug monitoring in inflammatory bowel disease [J]. Gastroenterology，2017，153（3）：827-834.

［18］Lega S，Phan B L，Rosenthal C J，et al. Proactively optimized infliximab monotherapy is as effective as combination therapy in IBD [J]. Inflamm Bowel Dis，2019，25（1）：134-141.

［19］Papamichael K，Juncadella A，Wong D，et al. Proactive therapeutic drug monitoring of adalimumab is associated with better long-term outcomes compared with standard of care in patients with inflammatory bowel disease [J]. J Crohn Colitis，2019，13（8）：976-981.

［20］Papamichael K，Rakowsky S，Rivera C，et al. Association between serum infliximab trough concentrations during maintenance therapy and biochemical，endoscopic，and histologic remission in Crohn's disease [J]. Inflamm Bowel Dis，2018，24（10）：2266-2271.

第四章
以白细胞介素为靶点的生物制剂

第一节 概　　述

一、简介

目前，已批准临床应用的以白细胞介素（简称白介素，interleukin，IL）为靶点的生物制剂仅有乌司奴单抗（UST），其余均在临床研究阶段，包括 IL-23、IL-6、IL-13 等，已进入临床应用和正在进行临床研究的以 IL-12/23 为靶点的生物制剂见表 4-1。2022 年 10 月古塞奇尤单抗（guselkumab）最新的 2 期临床研究 QUASAR-1 试验结果发布，表明古塞奇尤单抗对于中重度 UC 患者具有较好疗效，第 12 周时 Tremfya 200 mg 与 400 mg 组临床缓解率分别为 61.4% 和 60.7%，第 24 周时两组临床缓解率分别为 80.2% 和 78.5%。而且在第 12 周未获得缓解的患者继续皮下注射古塞奇尤单抗，约 52.1% 在第 24 周获得临床缓解。

UST 是全球首个抗 IL-12/23 全人源化 IgG1 单抗，本章主要介绍 UST 的临床应用。UNITI-1、UNITI-2 和 IM-UNITI 等 3 期临床研究证实了 UST 对于 CD 患者诱导缓解和维持缓解的疗效。UNITI-1 和 UNITI-2 是分别针对既往抗 TNF-α 制剂治疗失败或不耐受、免疫抑制剂或糖皮质激素治疗失败或不耐受的难治性 CD 患者为期 8 周诱导缓解治疗的临床研究，结果表明第 6 周 UST 130 mg 和 6 mg/kg 两组临床应答率均显著高于安慰剂组，分别为 UNITI-1：34.3%、33.7% vs 21.5%（$P \leq 0.003$）；UNITI-2：51.7%、55.5% vs 28.7%（$P < 0.001$）。UNITI-1 研 究 还 显 示 第 8 周 UST 治疗组内镜改善率明显高于安慰剂组（43.7% vs 17.1%，$P = 0.004$）。IM-UNITI 是维持缓解试验，结果表明第 44 周 UST 维持治疗组包括每 12 周（q12w）或每 8 周（q8w）一次皮下注射的临床缓解率明显高于安慰剂组（53.1%、48.8% vs 35.9%，$P < 0.05$）。随访 3 年所有 UST 治疗组患者的临床缓解率为 38.0%（q12w）和 43.0%（q8w），最初诱导期应答患者的临床缓解率为 61.9%（q12w）和 69.5%（q8w）。IM-

表 4-1　以 IL-12/23 为靶点的生物制剂

项目	乌司奴单抗 （ustekinumab，UST）	古塞奇尤 （guselkumab）	布雷库单抗 （brazikumab）	米吉珠单抗 （mirikizumab）	瑞莎珠单抗 （risankizumab）
制剂类别	IgG1 人源化单抗	人源化单抗	IgG1 人源化单抗	IgG4 人源化单抗	IgG1 人源化单抗
剂型	静脉滴注 130 mg 皮下注射 90 mg、45 mg	静脉滴注 皮下注射	静脉滴注	皮下注射	静脉滴注
作用靶点	p40 亚基	p19 亚基	p19 亚基	p19 亚基	p19 亚基
作用机制	中和 IL-12、IL-23，阻断白介素信号通路，抑制白介素诱发的炎症反应				
临床应用	欧美 2016 年批准用于 IBD 治疗 2020 年在中国获批成人 CD 适应证	欧美 2019 年批准用于银屑病治疗 IBD：2 期和 3 期临床研究	2 期临床研究	2 期和 3 期临床研究	2 期和 3 期临床研究

UNIFI 长期研究（LTE）随访 5 年以上，随访至第 252 周，q12w 和 q8w 组临床缓解率达 91.2% 和 90.0%，并可改善长期预后，显著降低手术率和住院率。前瞻性 3 期 STARDUST 研究纳入了 500 例难治性中重度 CD 患者，在 16 周时临床应答率和临床缓解率分别为 79% 和 66%。来自西班牙、美国、德国的真实世界研究结果也显示 UST 8～16 周的诱导治疗可以使近 50% 的 CD 患者达到临床缓解和 CRP、FC 水平恢复正常，即达到生物学缓解，并显著改善患者生活质量、焦虑或抑郁障碍。

UNIFI 是针对中重度 UC 患者的国际多中心 3 期临床研究，结果证实了 UST（6 mg/kg）治疗对于 UC 患者诱导缓解和维持缓解的疗效。第 8 周时临床缓解率（15.5% *vs* 5.3%）、临床应答率（61.8% *vs* 31.3%）、内镜下改善率（27.0% *vs* 13.8%）和黏膜愈合率（18.4% *vs* 8.9%）均显著高于安慰剂组。维持期第 44 周临床缓解率（43.8% *vs* 24.0%）、无激素缓解率（42.0% *vs* 23.4%）、内镜缓解率（51.1% *vs* 28.6%）也明显高于安慰剂组。

UST 于 2008 年被美国 FDA 批准用于银屑病治疗，2016 年和 2019 年分别获批用于 CD 和 UC 的治疗，在我国于 2021 年批准用于成人中重度 CD 治疗。

二、UST 的作用机制

研究显示 IL-23/Th17 细胞轴在 IBD 的发生、发展、肠外表现（尤其皮肤肠外表现），以及并发症如纤维化、肿瘤发生等病理生理过程中均起着重要作用。因此，研发以 IL-12/23 及 IL-23R 为靶点的生物制剂对于 IBD 的治疗具有重要价值。也有研发针对 IL-17 的单抗，但已有的临床研究显示对 CD 患者无效。

IL-23 为 IL-12 家族中的一员，为异质二聚体结构，IL-12 由 p35 和 p40 亚基构成，IL-23 由 p19 和 p40 亚基通过双硫键连接构成。IL-12/23 由固有免疫细胞产生，包括 DC、巨噬细胞、B 细胞或内皮细胞，上述细胞受细菌或病毒或共刺激分子刺激后产生 IL-12/23。IL-23R 也是异质二聚体结构，同样由与 IL-12R 共有的 IL-12Rβ1 亚单位（其与 IL-12p40 亚基相结合）及自身特有的 IL-23R 亚单位（IL-23Rα）共同构成。IL-12Rβ1 表达于 T 细胞、自然杀伤细胞、DC，IL-23Rα 则主要表达于特定的 T 细胞，另有少量表达于 B 细胞和 ILC。IL-12 和 IL-23 的两个亚基分别与相应受体结合后可以激活 JAK2 和 TYK2，从而进一步激活 STAT3 或 STAT4，继而调控一系列下游基因的表达并发挥免疫调节功能。

正常情况下，IL-12 和 IL-23 对于维持肠道固有免疫平衡和稳态发挥重要作用。IL-12 和 IL-23 两者均参与 IBD 发病，但功能有所不同。已知 IL-12 主要参与系统性炎症反应，而 IL-23 则在胃肠道内参与局部组织特异性炎症反应，且 IL-12/23 在 IBD 的早期炎症反应及后期慢性炎症反应中均发挥作用。如前所述，肠道微生物等刺激 DC、巨噬细胞产生过量 IL-12/23，可以激活肠道固有免疫细胞，包括 ILC1、ILC3、巨噬细胞、自然杀伤细胞等，激活固有免疫反应，诱发 IBD 的早期炎症反应。随之 IL-12/23 介导的适应性免疫反应参与 IBD 慢性炎症的持续化。IL-12/23 可刺激 Th1、Th17 和 Th22 等多种效应 T 细胞的分化。IL-12 主要直接刺激 Th1 细胞分化，IL-23 则是刺激 Th17 细胞分化后期及维持已分化好的 Th17 细胞体系的稳定的关键因子，还可以促进 Th22 细胞的分化。IL-12/23 还能促进 ILC1 和 ILC3 之间的互相转化。以上过程均对慢性炎症反应的发展发挥重要作用。近来研究还显示 IL-23 与肠道纤维化和肿瘤的发生也相关。以上机制见图 4-1。

UST 单抗可结合 IL-12 和 IL-23 的共同亚基 p40，阻止 IL-12 和 IL-23 与 NK/T 细胞膜 IL-12Rβ1 受体结合，从而阻断下游的 Th1 和 Th17 等效应通路，实现抑制炎症反应、治疗 IBD 的作用（图 4-2）。

三、UST 的药代动力学

在银屑病中的研究证实，皮下给药后 UST 生物利用度约为 57%，单次皮下给药 45 mg 和 90 mg 后达到最大血清浓度的中位时间分别为 13.5 d 和 7 d。在 UC 和 CD 患者中也显示出在第 2 次或者 3 次治疗后 UST 的血清浓度可维持稳定，q8w 比 q12w 维持谷浓度高 3 倍左右。

UST 的半衰期为 14.9～45.6 d，中位值为 3 周，且不受给药途径及单次或多次给药影响。目前证据显示 UST 血清浓度并不会随时间而蓄积。

影响 UST 清除率的重要变量包括体重、血清白蛋白水平、种族（亚裔与非亚

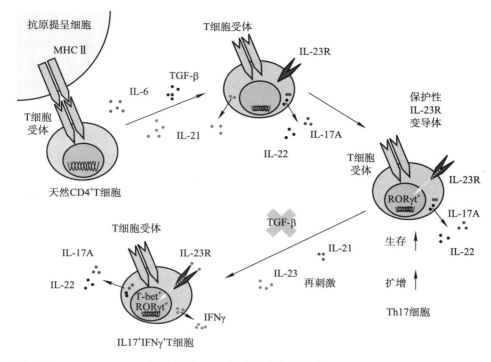

■ **图 4-1　IL-23/Th17 细胞轴在 IBD 发病中的作用机制**

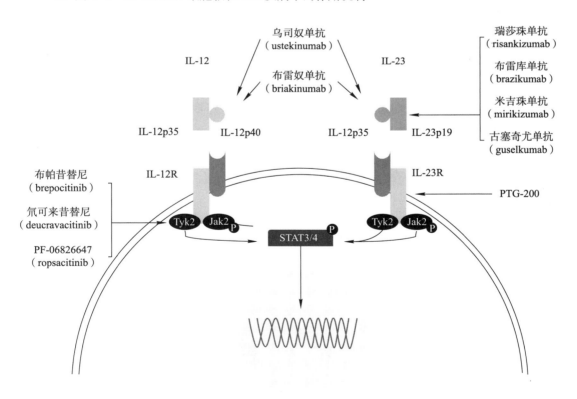

■ **图 4-2　UST 单抗及相关药物的作用机制**

裔）、性别、CRP、既往抗 TNF 制剂治疗失败、是否存在抗 UST 抗体。体重 > 100 kg 与体重 ≤ 100 kg 的患者相比，其平均清除率高出约 55%。目前证据显示联用免疫调节剂对 UST 浓度无显著影响。

UST 浓度与给药剂量间存在一定相关性，UNITI-1、UNITI-2 和 IM-UNITI 等 3 期临床研究结果均显示 UST 在 CD 和 UC 患者中存在明显的量 – 效关系。

在儿童 CD 患者（2～18 岁）中的 1 期研究结果表明，儿童 CD 患者与成年患者的药代动力学相似，但体重 < 40 kg 的儿童患者 UST 血清浓度较低，因此针对此部分患儿需进一步进行药代动力学分析并调整用药方案。

第二节 适 应 证

（1）传统治疗药物（激素或免疫抑制剂）治疗失败或 TNF-α 单抗应答不足、失应答或无法耐受的成年中重度活动性 CD 患者。

（2）2021 年美国胃肠病协会（American Gastroenterological Association，AGA）指南建议 UST 可用于伴活动性肛瘘成年 CD 患者的诱导和维持治疗。

（3）2021 年 ECCO 推荐 UST 用于对常规治疗反应不佳或不耐受的中重度活动性 UC 患者，推荐在 UST 诱导治疗有效的 UC 患者中使用 UST 来维持缓解。

（4）2020 年美国 AGA 指南推荐 UST 可一线用于中重度 UC 患者的诱导和维持治疗。

（5）推荐 UST 用于合并肠外表现的 IBD 患者，尤其是皮肤关节病变，包括银屑病、结节性红斑、坏疽性脓皮病、银屑病性关节炎。但中轴型关节炎（骶髂关节炎或者强直性脊柱炎）不建议首选使用。

（6）合并肠道狭窄患者：有病例报道显示 UST 治疗伴有狭窄的小肠型 CD 安全有效，在纤维性狭窄方面存在潜在临床获益，尚需扩大样本量进一步验证。相关机制可能是 IL-12/23 轴活化会导致肠道过度纤维化，而 UST 通过拮抗 IL-12/23 抑制 Th1 和 Th17 通路，减少 TGF-β 和 IL-17/22，从而影响肌成纤维细胞形成，减缓肠道纤维化。

（7）儿童 CD 患者：已有全球多中心队列研究（STEP-CD），纳入 2～18 岁患者至少接受一剂 UST 治疗，结果显示 UST 对于治疗难治性小儿 CD 安全有效。我国尚未获批儿童 CD 的适应证。

第三节 禁 忌 证

（1）对 UST 任何成分过敏者。

（2）活动性结核病。

（3）活动性肝炎。

（4）其他严重感染，如败血症、肺炎、活动性病毒感染（包括巨细胞病毒、EB病毒、流感病毒）等。

（5）肝衰竭或者肝功能明显异常者，如转氨酶超过正常值上限 3 倍。

（6）NYHA 心功能 Ⅲ/ Ⅳ级应慎用。

第四节　输注注意事项

一、常规用法

（一）诱导期

首次静脉输注根据体重计算 UST 剂量（约为 6 mg/kg）：体重≤55 kg，剂量为260 mg；体重为 55～85 kg，剂量为 390 mg；体重＞85 kg 者，剂量为 520 mg。推荐无论患者体重如何，首次给药后第 8 周均以 90 mg UST 皮下注射作为诱导缓解方案。近期多个 IBD 团队的使用经验显示，首次给药后第 8 周再次静脉输注（剂量参考首次）能显著增加药物浓度，提高临床应答率，但尚需更多的临床数据支持。

（二）维持期

90 mg UST 皮下注射 q12w 或 q8w 作为维持治疗方案。

二、输注注意事项

（一）剂型

（1）UST 静脉输注药剂（130 mg/26 mL/瓶）：仅用于静脉输注，输注时不得同时与其他药物共用一条静脉输液管道，切勿与其他注射液混合。

（2）UST 皮下注射药剂（45 mg/0.5 mL/支或 90 mg/1.0 mL/支）：用于皮下给药，应置于 2～8℃避光保存，使用前在原包装中保存。

（二）输注方法

（1）给药前，应使药物温度达到室温（约需半小时）。

（2）皮下注射前，应目视检查溶液是否出现悬浮颗粒或变色，若溶液变色或浑浊，或者出现异物颗粒，请勿使用。

（3）使用前请勿摇晃预充式注射液中的溶液，否则可能损坏药物。

（4）注射器、针头和玻璃瓶不能重复使用。

（5）患者或其他看护人员在经过皮下注射方法培训后，可自行注射。

（6）皮下注射部位的选择：适宜的注射部位为大腿上部或距离脐至少 5 cm 的腹部，尽量避免在出现银屑病症状的皮肤区域注射；如有人协助患者进行注射，可选择上臂作为注射部位。

第五节　不良反应及其处理

2021DDW 公布了 UST 治疗 IBD 长期安全数据集的分析数据，共有 2 575 例患者接受了 UST 治疗，随访时间为 3 960 患者·年，结果显示 UST 组与安慰剂组不良反应发生率相似，表明 UST 安全性良好（图 4-3）。

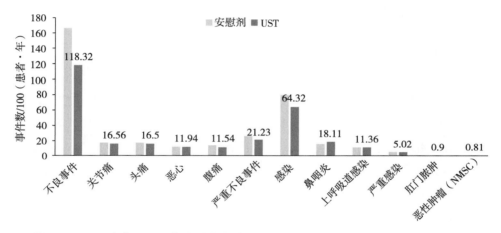

■ **图 4-3**　UST 治疗 IBD 长期安全数据集分析

UST 最常见的不良反应（＞5%）为鼻咽炎和头痛，其中大多数为轻度，不需终止 UST 治疗。其他已报告的不良反应包括乏力、呕吐、注射部位红斑、念珠菌性阴道炎、支气管炎、鼻窦炎、尿路感染、腹痛、发热、流感样症状、腹泻、背痛、瘙痒、各类病原体感染、非黑色素皮肤癌、过敏反应、红斑型银屑病、表皮剥脱性皮炎、机化性肺炎等（表 4-2）。已报道的 UST 最严重的不良反应为严重超敏反应，包括速发过敏反应，皮下注射和静脉注射的发生率分别为 1.0% 和 2.6%。如发生速发过敏反应或其他严重超敏反应，应给予适当治疗并停用本品。

表 4-2　UST 不良反应

系统器官分类	频率	不良反应
感染与侵染类疾病	常见（≥1/100 至 ＜1/10）	上呼吸道感染：鼻咽炎、鼻窦炎
	偶见（≥1/1 000 至 ＜1/100）	蜂窝织炎、牙齿感染、带状疱疹、下呼吸道感染、上呼吸道病毒感染、外阴阴道真菌感染

系统器官分类	频率	不良反应
免疫系统疾病	偶见	超敏反应（包括皮疹、荨麻疹）
	罕见（＜1/10 000）	严重超敏反应（包括速发过敏反应、血管性水肿）
精神疾病	偶见	抑郁
神经系统疾病	常见	头晕、头痛
	偶见	面瘫
呼吸、胸部和纵隔疾病	常见	口咽部疼痛
	偶见	鼻充血
	罕见	过敏性肺泡炎、嗜酸性粒细胞性肺炎
消化系统	常见	腹泻、恶心、呕吐
皮肤及皮下组织疾病	常见	瘙痒
	偶见	脓疱性银屑病、皮肤剥脱、痤疮
	罕见	剥脱性皮炎、红皮病型银屑病、高敏性血管炎
肌肉骨骼和结缔组织疾病	常见	背痛、肌痛、关节痛
全身性疾病和给药部位异常	常见	疲乏、注射部位红斑、注射部位痛
	偶见	注射部位各种反应，包括出血、血肿、硬结、肿胀和瘙痒

第六节　疗效监测

每次 UST 治疗前应检查血常规、CRP、ESR、FC、肝肾功能等指标，结合临床症状和体征，评估疾病活动度。同时进行营养风险筛查和营养不良评估也是必要的。

推荐对 UST 治疗患者在诱导治疗后第 2 次（也有建议第 3 次）UST 治疗前进行全面系统性评估，系统性评估内容除了上述常规指标外，还应该包括消化内镜、磁共振小肠成像（MRE）或 CT 小肠成像（CTE）检查，有条件的单位建议行 UST 血药浓度及抗体检测。多数情况下，如果患者对 UST 应答良好，通常在 UST 治疗后 1~2 周病情就会有明显改善，部分患者可在首次 UST 治疗后 2~4 周甚至 8 周后才显示出明显疗效。如果第 2 次 UST 治疗时患者病情及血常规和炎症指标无明显改善，常提示患者对 UST 应答差甚至原发无应答。如果患者对 UST 治疗有应答，但是疗效不理想，或者间隔期的最后 2 周症状再现，则可将 12 周间隔期缩短至 8 周甚至 4 周。

诱导进入缓解期后建议每 3~6 个月复评，稳定 1 年以上者可每年复评。

第七节　感染监测及处理

应在 UST 治疗前、治疗期间及治疗后定期评估患者是否存在感染风险，包括常规筛查排除活动性细菌、真菌和病毒感染，潜伏感染被激活及继发的机会性感染，尤其是结核病。

一、结核

亚洲作为结核病的高发地区，在 IBD 患者使用 UST 前应常规进行结核筛查。方案见第三章第七节。活动性结核患者应先正规抗结核治疗。

对于合并 LTBI 的 IBD 患者，亚洲结肠炎和克罗恩病组织（Asian Organization of Colitis and Crohn's Disease，AOCC）共识中指出，UST 治疗中重度 CD 导致活动性结核发生风险更低。

另有系统分析统计在治疗中重度 CD 患者的 2/3 期临床研究中，UST 诱发活动性结核的发生率仅为 0.02/（100 人·年）。韩国一项纳入 2 803 例使用 UST 治疗银屑病患者的研究表明，UST 单抗治疗银屑病患者相比正常人群未增加结核感染风险。一项评价 UST 治疗中重度银屑病伴 LTBI 患者安全性的临床研究发现，接受 UST 治疗的银屑病伴 LTBI 患者，同时接受异烟肼预防治疗（在首次 UST 使用时同时合并使用异烟肼，或者提前预防性使用异烟肼），无一例患者出现 LTBI 再激活。

综上，对于伴有 LTBI 的 IBD 患者，UST 安全性较好，注意综合评估患者病情，在用药期间每 3~6 个月监测结核相关指标，包括胸部 CT、TST 和（或）IGRA。若出现结核活动应停用 UST 并进行正规抗结核治疗，结核彻底治愈后可恢复 UST 治疗。

二、病毒性肝炎

我国是肝炎大国，UST 治疗期间对于乙肝/丙肝的监测同样值得关注。在 IBD 中，尚无 UST 与 HBV/HCV 的大型研究数据。但在一项生物制剂治疗伴乙肝/丙肝的银屑病患者的综述中，HBsAg、HBcAb 阳性的患者出现乙肝复燃的风险 > 10%，HBsAg 阴性、HBcAb 阳性患者出现乙肝复燃的风险为 1%~10%；而慢性丙肝患者，在不进行抗病毒治疗的前提下进行免疫抑制治疗（包括 UST）复燃风险也很小。2021 美国 AGA 指南推荐，对于 HBsAg、HBcAb 双阳性的患者，在使用 UST 前 2 周应先进行抗病毒治疗，并在停药后持续 12 个月。对于 HBcAb 阳性、HBsAg 阴性的患者，应每 3 个月进行 HBV-DNA 及肝酶的筛查。

第八节 肿瘤监测及处理

病程较长或中老年患者还应该监测肠道癌变和肠外癌变。一项纳入 6 710 例患者、针对 UST 2/3 期临床研究的分析结果显示，UST 组恶性肿瘤的发生率为 0.53/（100 人·年），非黑色素皮肤癌发生率为 0.70/（100 人·年），与安慰剂组相比，并不增加恶性肿瘤及非黑色素皮肤癌的发生风险。另一项研究汇总了所有 13 项 UST 2/3 期临床研究，纳入的 CD 患者随访 5 年以上，结果显示，在超过 60 岁的患者人群中，UST 治疗组的肿瘤发病率和自然发病率没有显著性差异。

一、现症恶性肿瘤患者

罹患现症恶性肿瘤的 IBD 患者能否使用 UST 需综合评估。对于非皮肤恶性肿瘤（实体瘤、淋巴瘤），可继续使用，细胞毒性化疗时停用，若出现实体肿瘤转移时也要停用；对于皮肤恶性肿瘤，非黑色素瘤（鳞状细胞癌、基底细胞癌）可继续使用，黑色素瘤需化疗时控制使用。

二、既往有恶性肿瘤病史患者

需全面评估肿瘤性质和复发风险后再考虑是否可以使用 UST。如果肿瘤复发风险较低、已经过了肿瘤风险期且 IBD 病情确实需要，推荐 UST 治疗。有研究显示，在肿瘤的发生过程中，IL-23 可通过调节免疫细胞分泌 IL-17 诱导炎症因子产生，同时促进血管内皮生长因子、金属基质蛋白酶及趋化因子生成，进而促进肿瘤细胞的增殖、侵袭及转移。UST 是 IL-12/23 抗体，故在 IBD 合并多种肿瘤患者中均可优选使用，同时在 UST 治疗期间和治疗后都需要严密监测。

第九节 治疗方案转换

一、失应答

目前，尚无公认预测 UST 失应答的方法，但通过越来越多的临床数据，以下的一些临床指标可能更容易出现失应答，包括诱导治疗时的疾病活动度指数（HBI > 7 分）、既往生物制剂的使用量、狭窄型（B2 型）CD 等。UST 为转基因技术全人源抗体，其免疫原性低（＜3%），但也存在因抗药抗体形成导致继发失应答的情况，研究发现 UST 治疗 CD 44 周时抗药抗体产生率为 2.3%。对于免疫抑制剂的协同能否降低失应答，目前尚无定论。

判断 UST 原发无应答的具体时间尚无一致意见。多数情况下，如果患者对 UST 应答良好，通常在 UST 治疗后 1~2 周病情就会有明显改善，部分患者可在首次 UST 治疗后 2~4 周甚至 8 周后才显示出明显疗效。因此一般建议 8 周左右判断是否存在 UST 原发无应答。

二、转换方案

一般认为，应在第 3 次（最迟在第 4 次）UST 治疗前进行系统性评估。

（1）如果 IBD 患者对 UST 有应答，但是没有达到黏膜愈合，则应该通过调整 UST 间隔期优化治疗方案（如缩短至 8 周甚至 4 周 1 次），8~12 周后再次评估。

（2）如果 IBD 患者对 UST 应答良好，内镜检查见肠道黏膜愈合，则可继续以原治疗方案予 UST 维持治疗。UST 维持治疗期间应每 6~12 个月系统性评估 1 次。

（3）如果 IBD 患者对 UST 治疗无应答，是否应当根据 TDM 的结果在不经过剂量优化的情况下直接转换治疗方案，目前仍存在争议。如若经 UST 剂量优化后仍不能达到预期治疗目标，则应当转换治疗，选择其他不同作用机制的药物。对于 UST 原发或继发失应答患者，以下方案可供参考：若既往未使用过抗 TNF 制剂且无禁忌证，建议一线选择转换为抗 TNF 制剂，既往已使用过抗 TNF 制剂无效，建议转换为 VDZ；二线也可选择激素单用或联用免疫抑制剂，或选择托法替布。若出现机会性感染，在予以控制感染的基础上，建议一线选择 VDZ，抗 TNF 制剂或托法替布可作为二线选择并严密监测。合并瘘管、脓肿的 CD 患者，在综合治疗（脓肿穿刺或引流、抗感染、营养治疗等，必要时外科处理）基础上，建议转换抗 TNF-α 制剂，托法替布可作为二线选择。伴有肠外表现者，建议转换抗 TNF-α 制剂，可尝试托法替布，合并强直性脊柱炎更推荐 ADA 或者 IFX。此外，也可以尝试 GMA 治疗，尤其是重度 UC 或者合并机会性感染的 UC 患者。

第十节　优 化 治 疗

一、TDM 策略

目前，还没有基于 UST 血药浓度监测的明确 TDM 策略。研究证实，在诱导缓解和维持缓解阶段，UST 血药浓度与临床疗效存在量效反应，血药浓度更高的患者，处于临床缓解的比例更高，内镜相关指标（包括内镜应答率、内镜缓解率、内镜评分）与药物浓度之间具有同样的量效关系。但 UST 血药浓度的可靠区间尚未统一。UNITI 和 UNIFI 研究显示，8 周时 UST 浓度 > 3.3 μg/mL（CD 患者）、> 3.7 μg/mL（UC 患者）诱导缓解率更高，而维持治疗期间血药浓度 > 1.1 μg/mL（CD）、> 1.3 μg/mL（UC）更易维持长期缓解。真实世界数据也表明 8 周时 UST 血药浓度 > 4.2 μg/mL，可预示 24 周时 FC 下降及内镜缓解（ > 50%）。其他研究也表明诱导治疗 8 周时的血药浓度 > 3.3 μg/mL 与临床缓解相关，维持阶段 > 4.5 μg/mL 与内镜应答相关。至今缺乏特异表型如合并肠外表现或瘘管患者有效浓度的相关研究。目前专家建议 UST 有效浓度在诱导治疗期 3 ~ 7 μg/mL、维持治疗期 1 ~ 3 μg/mL。我国尚缺乏有关 UST 剂量 – 效应关系的多中心研究，未能确定 UST 的合适浓度窗。

二、优化治疗

临床研究及临床实践表明，对于 UST 失应答患者，可缩短给药间期或改变给药方式实现优化治疗。

（一）调整间隔至 8 周（甚至 4 周）1 次

在 UNIFI 研究的随访过程中，部分患者进行了 UST 给药间期的调整，由每 12 周 1 次变为每 8 周 1 次，其中有 24 例患者在调整前未处于临床缓解，而调整后 58.3% 患者疾病活动度下降、炎症指标下降，进入临床缓解。近年来还有研究表明，对于缩短间隔期为 8 周而仍无反应的 CD 患者，将 UST 90 mg 剂量间隔缩短至 4 周，可改善疾病活动性的临床和生物学指标。对标准剂量的 UST 失应答的患者缩短间隔，部分可能恢复应答。真实世界来自多国家、多中心的 SUCCESS 联盟的数据也表明，约 22.3% 的 CD 患者对 UST 原发无应答或不完全应答，剂量优化后 40.1% 可有临床应答。而 UST 继发失应答的 CD 患者经过剂量优化后 57% 可重获临床应答。某 IBD 中心超过 160 例 CD 患者应用 UST 治疗，部分 CD 患者在将间隔从 12 周缩短至 8 周后，UST 血药浓度上升并重新应答或者获得更好疗效，尤其是合并肠外表现和瘘管的患者。

（二）将皮下注射重新改为静脉给药

一项回顾性研究纳入了 79 例患者（CD 73 例，UC 6 例），均为皮下注射 UST 间期 4 ~ 6 周失应答或应答不佳，转换为长期静脉给药维持治疗后，43% 的患者在 12 周时达临床缓解，60% 的患者在 1 年随访结束时达临床缓解，同时监测 FC 下降，血药浓度提升。某 IBD 中心有近 20 例 CD 患者采用长期 UST 静脉给药维持缓解，其中 1 例复杂表型（合并银屑病和直肠阴道瘘）的女性患者在 UST 诱导缓解后以皮下注射维持缓解的状态下，因妊娠后复发，再次应用 UST 诱导缓解后，采用 8 周静脉给药维持稳定，并顺利生产。

以上优化治疗的确切和长期疗效及具体方案还需要进一步大样本及更长时间的研究来明确。

第十一节　特殊人群使用

一、老年患者

65 岁以上老年患者无须调整剂量，研究观察到 UST 在老年患者中使用的疗效和安全性与年轻患者总体无差异。最近前瞻性数据库 ENEIDA 结果显示，在接受 UST 治疗的 648 例 CD 患者中老年患者（60 岁以上）212 例。在随访期间，年轻和老年患者的有效性相似，无激素缓解率在第 16 周（54.6% vs 51.4%，$P = 0.20$）、32 周（53.0% vs 54.5%，$P = 0.26$）和 54 周（57.8% vs 51.1%，$P = 0.21$）无明显差异。老年患者除新发肿瘤的发生率较高（0.7% vs 4.3%，$P = 0.003$）外，其他不良反应发生率无明显差异（14.2% vs 11.2%，$P = 0.350$），包括重度感染（7.1% vs 7.3%，$P = 1.00$）。但因老年人合并其他基础疾病等原因，感染发生率总体较高，使用时应当严密监测。

二、儿童患者

已有全球多中心队列研究显示，UST 在未成年 CD 患者中使用安全有效。国外 UST 已获批儿童 IBD 治疗适应证，我国尚未获批。

三、妊娠期及哺乳期及对生育的影响

（一）妊娠期

妊娠期使用 UST 的风险级别为低风险，UST 大部分 IgG 主要在妊娠期最后 4 周通过胎盘。截止到目前在超过 600 例妊娠患者中的数据显示，在妊娠前或妊娠期间母亲或父亲暴露于 UST 的患者其不良妊娠结局的发生率与普通人群类似，与疾病适应证、UST 剂量及母体暴露时间和持续时间不相关。因此现有证据表明，妊娠期 IBD 患者使用 UST 耐受性良好，妊娠结局和新生儿结局与普通人群类似。2021 美国 AGA 指南建议最后一次使用 UST 在预产期前 6 ~ 10 周。

（二）哺乳期

在 2021 年中国 IBD 诊治质控评估指导中心和中国 IBD 学组发布的生物制剂治疗 IBD 专家建议意见中，指出哺乳期使用 UST 对婴儿是安全的。国外研究发现使用 UST 治疗的 IBD 患者母乳中会含有微量 UST，但是这部分 UST 会在婴儿胃中被蛋白酶水解，对婴儿免疫系统的影响微乎其微。

（三）对生育的影响

动物实验中未见 UST 对雄性、雌性生育能力的影响，目前尚无研究数据评价 UST 对于人类生育能力的影响。

四、围手术期使用

在围手术期使用 UST 是安全的，其益处已得到多项研究的证实。UST 不会增加手术部位感染风险及术后并发症的发生，与术后发生脓毒性并发症无显著相关性；与 VDZ 相比，使用 UST 并发症和肠梗阻发生率更低；与硫唑嘌呤相比，UST 预防内镜下术后复发的疗效更优。

五、疫苗接种

同第三章第十一节 IFX 部分。

第十二节　问题及展望

UST 是近年来生物制剂在 IBD 特别是 CD 药物治疗中的一个突破，作为全球首个全人源双靶向拮抗 IL-12 和 IL-23 的单抗，免疫原性低、不良反应少，对于合并复杂生物性行为及进展性并发症的患者［包括累及上消化道、合并肠道狭窄、合并肠外表现（尤其是皮肤病变）］，以及对安全性有更高需求的患者（老年人、既往出现过严重感染、合并 LTBI、病毒性肝炎及肿瘤等），既能快速改善临床症状，又能长期持续控制炎症和病情，在安全性方面优于抗 TNF 制剂，同时每年 4～6 次皮下注射具备更高的便捷性，是以上患者或处于人生特定阶段患者（求学、生育、工作等）的优选治疗方案。但 UST 临床应用还有许多需要优化的部分，如黏膜愈合率不高、透壁愈合效果还需验证、失应答后的调整、适宜的药物谷浓度窗尚未确定、对合并狭窄的患者疗效不理想等。我国应用 UST 病例尚少，亟须更大样本数据探索适合我国 CD 患者的应用时机、优化方案（如适合我国患者的药物谷浓度窗）等，而且我国还未获 UC 适应证，对于 UST 在 UC 中的应用缺乏临床真实数据。

（青青　李瑾　张文星）

参 考 文 献

［1］Feagan B G，Sandborn W J，Gasink C，et al. Ustekinumab as induction and maintenance therapy for Crohn's disease [J]. N Engl J Med，2016，375（20）：1946-1960.

［2］Poizeau F，Nowak E，Kerbrat S，et al. Association between early severe cardiovascular events and the initiation of treatment with the anti-interleukin 12/23p40 antibody ustekinumab [J]. JAMA Dermatol，2020，156（11）：1208-1215.

［3］López-Ferrer A，Laiz A，Puig L. The safety of ustekinumab for the treatment of psoriatic arthritis [J]. Expert Opin Drug Saf，2017，16（6）：733-724.

［4］Kucharzik T，Ellul P，Greuter T，et al. ECCO guidelines on the prevention，diagnosis，and management of infections in inflammatory bowel disease [J]. J Crohns Colitis，2021，15（6）：879-913.

［5］Ooi C J，Hilmi I，Banerjee R，et al. Best practices on immunomodulators and biologic agents for ulcerative colitis and Crohn's disease in Asia [J]. Intest Res，2019，17（3）：285-310.

［6］Adedokun O J，Xu Z，Gasink C，et al. Pharmacokinetics and exposure response relationships of ustekinumab in patients with Crohn's disease [J]. Gastroenterology，2018，154（6）：1660-1671.

［7］Piaserico S，Messina F，Russo F P. Managing psoriasis in patients with HBV or HCV infection：practical considerations [J]. Am J Clin Dermatol，2019，20（6）：829-845.

［8］Perrillo R P，Gish R，Fa Lck-Ytter Y T. American gastroenterological association institute technical review on prevention and treatment of hepatitis B virus reactivation during immunosuppressive drug therapy [J]. Gastroenterology，2015，148（1）：221-244.

［9］Sandborn W J，Feagan B G，Danese S，et al. Safety of ustekinumab in inflammatory bowel disease：pooled safety analysis of results from phase 2/3 studies [J]. Inflamm Bowel Dis，2021，27（7）：994-1007.

［10］Click B，Regueiro M. A Practical guide to the safety and monitoring of new IBD therapies [J]. Inflamm Bowel Dis，2019，25（5）：831-842.

［11］Nguyen N H，Singh S，Sandborn W J. Positioning therapies in the management of Crohn's disease [J]. Clin Gastroenterol Hepatol，2020，18（6）：1268-1279.

［12］Queiroz N，Regueiro M. Safety considerations with biologics and new inflammatory bowel disease therapies [J]. Curr Opin Gastroenterol，2020，36（4）：257-264.

［13］Rowbotham D S，Scherl E J，Sands B E，et al. Dose adjustment in patients with moderate to severe ulcerative colitis：results from year 3 of the UNIFI maintenance study long-term extension [J]. J Crohns Colitis，2021，15：488-489.

［14］Ollech J E，Normatov I，Peleg N，et al. Effectiveness of ustekinumab dose escalation in patients with Crohn's disease [J]. Clin Gastroenterol Hepatol，2021，19（1）：104-110.

［15］Fumery M，Peyrin-Biroulet L，Nancey S，et al. Effectiveness and safety of ustekinumab intensification at 90 mg every four weeks in Crohn's disease：a multicenter study [J]. J Crohn Colitis，2020，8：177.

［16］Sedano R，Guizzetti L，McDonald C，et al. Intravenous ustekinumab reinduction is effective in prior biologic failure Crohn's disease patients already on every-4-week dosing [J]. Clin Gastroenterol Hepatol，2021，19（7）：1497-1498.

［17］Gottlieb Z S，Sands B E. Personalised medicine with IL-23 blockers：myth or reality [J]. J Crohns

Colitis，2022，16（2）：73-94.

［18］Rocchi C，Soliman Y Y，Massidda M，et al. Is ustekinumab effective in refractory Crohn's disease of the pouch and chronic pouchitis? a systematic review [J]. Dig Dis Sci，2022，67（6）：1948-1955.

［19］Guillo L，D'Amico F，Danese S，et al. Ustekinumab for extra-intestinal manifestations of inflammatory bowel disease：a systematic literature review [J]. J Crohns Colitis，2021，15（7）：1236-1243.

［20］Chaparro M，Gutiérrez A，Calviño-Suárez C，et al. Safety of ustekinumab in pregnant patients with inflammatory bowel disease and in their offspring：results from the DUMBO registry of GETECCU [J]. J Crohns Colitis，2022，16（1）：491-493.

［21］Avni Biron I，Mishael T，Zittan E，et al. Ustekinumab during pregnancy in patients with inflammatory bowel disease：a prospective multicenter cohort study [J]. J Crohns Colitis，2022，16（1）：522-523.

［22］Wils P，Seksik P，Stefanescu C，et al. Safety of ustekinumab or vedolizumab in pregnant inflammatory bowel disease patients：a multicentre cohort study [J]. Aliment Pharmacol Ther，2021，53（4）：460-470.

［23］中国炎症性肠病诊疗质控评估中心，中华医学会消化病学分会炎症性肠病学组. 生物制剂治疗炎症性肠病专家建议意见 [J]. 中华炎性肠病杂志，2021，5（3）：14.

［24］Matro R，Martin C F，Wolf D，et al. Exposure concentrations of infants breastfed by women receiving biologic therapies for inflammatory bowel diseases and effects of breastfeeding on infections and development [J]. Gastroenterology，2018，155（3）：696-704.

［25］Gisbert J P，Chaparro M. Safety of new biologics（vedolizumab and ustekinumab）and small molecules（tofatinib）during pregnancy：a review [J]. Drugs，2020，80（11）：1085-1100.

［26］Moosvi Z，Abadir A，Duong J，et al. Q：is it safe to continue biologic agents during surgery in patients with inflammatory bowel disease? [J]. Cleve Clin J Med，2020，87（6）：343-346.

［27］Adamina M，Bonovas S，Raine T，et al. ECCO guidelines on therapeutics in Crohn's disease：surgical treatment [J]. J Crohns Colitis，2020，14（2）：155-168.

第五章
以整合素为靶点的生物制剂

第一节　概　　述

一、简介

以整合素为靶点的生物制剂包括 NTZ、VDZ、依曲利组单抗（etrolizumab）、阿利鲁单抗（abrilumab）、AJM300 和 PN-943。PF-00547659 是针对整合素配体黏膜定居细胞黏附分子 -1（mucosal addressin cell adhesion molecule-1，MAdCAM-1）的单抗。目前仅 VDZ 和 NTZ 获批用于 IBD 的治疗，NTZ 是首个针对整合素的靶向单抗，靶点为 α4 亚基，因导致进行性多灶性白质脑病（progressive multifocal leukoencephalopathy，PML）的不良反应仅在严密监测下使用，VDZ 的临床应用越来越广泛（表 5-1）。VDZ 有静脉滴注和皮下注射两种剂型，NTZ、依曲利组单抗仅静脉滴注剂型，阿利鲁单抗、PF-00547659 为皮下注射剂型，AJM300 和 PN-943 为口服剂型。目前我国仅 VDZ 静脉剂型获准临床应用，因此本章主要阐述 VDZ 静脉剂型的相关临床应用。

3 期临床 GIMINI 1 研究结果证实了 VDZ 在中重度 UC 患者诱导和维持缓解治疗中的疗效，VDZ 诱导治疗第 6 周临床应答率高于安慰剂组（47.1% *vs* 25.5%，$P < 0.01$）。其延长研究 GIMINI LTS 结果显示在随访 104 周和 152 周时分别有 88% 和 96% 的患者获得临床缓解。GIMINI 2 和 3 研究观察了 VDZ 在中重度 CD 患者诱导和维持缓解治疗中的疗效，VDZ 诱导治疗第 6 周临床应答率高于安慰剂组（14.5% *vs* 6.8%，$P = 0.02$），第 52 周维持临床缓解率高于安慰剂组（39.0% *vs* 21.6%，$P < 0.01$）。VARCITY 和 VERSIFY 研究显示 VDZ 治疗对于内镜缓解的效果，52 周时 UC 患者黏膜愈合率为 31.3%，CD 患者内镜缓解率为 17.9%。VERSIFY 研究结果还表明 VDZ 可以使部分患者达到影像学缓解。众多真实世界研究也证实了 VDZ 在中重度 UC 和 CD 患者的疗效和安全性。来自美国 VICRORY 研究、法国 GETAID 研

表 5-1　以整合素及其配体为靶点的生物制剂

	NTZ	VDZ	依曲利组单抗（etrolizumab）	阿利鲁单抗（abrilumab, AMG-181）	PF-00547659（SHP647）	PN-943	AJM300
制剂类别	IgG1 人源化单抗	IgG1 人源化单抗	IgG1 人源化单抗	IgG2 人源化单抗	IgG2 人源化单抗		
剂型	静脉滴注 300 mg	静脉滴注 300 mg 皮下注射 108 mg	静脉滴注	皮下注射	皮下注射	口服	口服
作用靶点	α4	α4β7	β7	α4β7	MADCsAM-1	α4β7	α4
作用机制	通过阻断整合素与其配体相互作用，抑制白细胞迁移及黏附至肠黏膜组织						
临床应用	2008 年欧美上市，密切监测下用于成人 IBD 治疗；未在我国上市	2014 年欧美上市，用于成人 CD 和 UC 治疗；2020 年中国批准用于成人 IBD 治疗	3 期临床研究	2 期临床研究	2 期临床研究	2 期临床研究	3 期临床研究

究、德国和瑞典全国 IBD 队列研究的结果显示，VDZ 对于 UC 和 CD 患者的诱导缓解率（6 周）分别为 11.3%～32% 和 15.5%～31%，维持缓解率（52 周或 12 个月）分别为 51%～64% 和 35%～60%，内镜缓解率分别为 35%～54.8% 和 29.8%～63%。以上结果表明 VDZ 对于 UC 疗效似乎优于 CD，我国 VDZ 临床应用数据也有类似趋势，但 VDZ 在我国应用时间尚短，病例数相对较少，仍需继续积累临床数据。

　　美国于 2014 年批准 VDZ 用于 UC 和 CD 治疗。我国于 2020 年 11 月 23 日批准 VDZ 用于成人 UC 和 CD 治疗。目前已开发 VDZ 皮下注射剂型，3 期临床研究（VISIBLE 1 和 2）结果发现皮下注射（每 2 周 1 次）对于 VDZ 静脉诱导缓解的 UC 和 CD 患者的维持治疗安全有效，并能维持更高血药浓度（>30 μg/mL）。该剂型目前尚未在我国上市。

二、VDZ 的作用机制

　　近年来发现淋巴细胞（包括 T 细胞、DC、巨噬细胞等）向肠道迁移增加是 IBD 患者异常免疫应答的关键，经活化后的淋巴细胞可以穿越血管壁，向外迁移至肠黏膜，进入肠道组织，释放多种炎症因子，诱发和加重炎症反应，从而造成肠道组织的炎症性破坏。淋巴细胞通过表达不同类型的整合素，与其配体即多种黏附分子结合，决定其组织特异性的迁移去向，其中 α4β7 整合素主要控制淋巴细胞至肠道的迁移。α4β7 整合素存在于 90% 以上的肠黏膜 T 细胞中，T 细胞通过 α4β7 整合素与肠道组织静脉血管内皮细胞表达的 MAdCAM-1 结合，可以实现向胃肠道的选择性迁移。

VDZ 是一种人源化 IgG1 单抗，可选择性与肠道归巢淋巴细胞所表达的整合素 α4β7 结合，从而抑制淋巴细胞向肠黏膜迁移和聚集，减轻肠道局部炎症反应。正常剂量的 VDZ 几乎可以完全封闭外周血和肠组织 T 细胞中的 α4β7 受体靶点，有效阻断 T 细胞从循环系统迁移到肠道（图 5-1）。最新研究表明 VDZ 还可阻断 DC 和巨噬细胞向肠道的募集。α4β7 整合素仅在肠道归巢的 B 和 T 细胞亚群中被发现，占全身淋巴细胞的 1%～3%，不影响正常的全身性免疫应答。VDZ 不与任何其他的 α4 或 β7 异二聚体结合，包括不同功能的 α4β1 或 α4β7 整合素，因此与 NTZ 可以抑制淋巴细胞迁移至中枢神经系统导致 PML 不同，使得其对 IBD 的治疗作用具有肠道选择性。

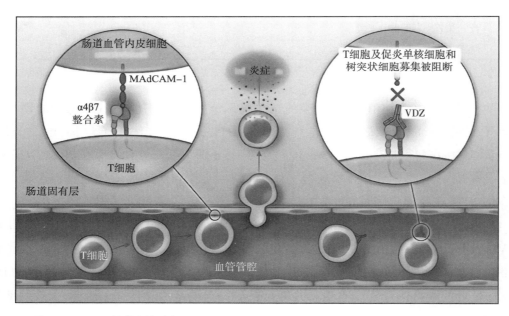

■ 图 5-1　VDZ 的作用机制

三、VDZ 的药代动力学

健康志愿者 1 期及 2 期临床研究数据显示，VDZ 在 0.2～10 mg/kg 剂量范围内的峰值浓度和给药间隔期的药时曲线下面积与给药剂量呈正相关。VDZ 浓度在 10 μg/mL 以上时以相对缓慢的线性方式消除为主，当浓度 < 10 μg/mL 则以非线性方式快速下降。健康志愿者中 VDZ 半衰期 6.79 ~ 26.2 d（随剂量增加）。单次固定剂量给药（180 ~ 750 mg）显示出相似的药代动力学特征（除谷浓度相应增加），因此 VDZ 采用固定剂量给药（300 mg）。VDZ 在 UC 和 CD 患者中的线性清除率相似，消除半衰期为 25.5 d（同等剂量下略长于健康志愿者）。群体药代动力学分析结果显示，VDZ 300 mg 诱导治疗第 6 周时，在 UC（GEMINI 1 研究）和 CD（GEMINI 2 和 GEMINI 3 研究）患者中的平均血清谷浓度相似，分别为 27.9 μg/mL、26.8 μg/mL 和 26.5 μg/mL；维持治疗第 46 周时，每 8 周 1 次及每 4 周 1 次在 UC（GEMINI 1）和 CD（GEMINI 2）患者中的平均谷浓度分别为 11.2 μg/mL、38.3 μg/mL 和 13.0 μg/mL、34.8 μg/mL。VDZ 在 UC 和 CD 患者中的稳态分布容积均为 4.84 L。健康志愿者单次静脉输注 VDZ 450 mg 后在脑脊液中检测不到 VDZ。

　　合并用药（如同时使用甲氨蝶呤、硫唑嘌呤、6- 巯基嘌呤或氨基水杨酸制剂）或既往使用过抗 TNF-α 制剂等对 VDZ 线性清除率无临床相关影响。极度肥胖（体重 > 120 kg）和低白蛋白血症（白蛋白 < 32 g/L）会增加 VDZ 的药物清除率。其他因素（如疾病类型、年龄、性别、种族、疾病活动度、FC 水平、CRP 水平、既往抗 TNF-α 制剂治疗史和抗药抗体水平）对 VDZ 药代动力学参数无明显影响。

　　UC 和 CD 成年患者中未发现 VDZ 与其他药物如糖皮质激素、免疫调节剂（硫唑嘌呤、6- 巯基嘌呤、甲氨蝶呤）和氨基水杨酸盐等合并用药对其药代动力学有明显影响。

第二节　适　应　证

一、UC

　　VDZ 已获 2017 欧洲克罗恩病和结肠炎组织（ECCO）UC 指南、2019 美国胃肠病学会成人 UC 指南、2020 美国胃肠病学会中重度 UC 临床诊治指南推荐。我国 2020 年也已获批用于成人 UC 和 CD 的治疗。

（一）诱导治疗

（1）适用于对传统治疗或抗 TNF-α 制剂治疗应答不充分、失应答或不耐受的中重度活动性成年 UC 患者的诱导治疗。

（2）可一线使用 VDZ 治疗中重度活动性 UC，尤其是起病时年轻、病情重、进展快和预后差的中重度活动性 UC。

（二）维持缓解治疗

（1）VDZ 成功诱导缓解的 UC 患者，可继续使用 VDZ 维持缓解治疗。

（2）VDZ 也可用于环孢素或激素诱导缓解的急性重度溃疡性结肠炎患者的维持缓解治疗。

（3）使用其他生物制剂或托法替布诱导缓解的 UC 患者，有报道也可转换 VDZ 维持缓解，临床不建议非医学转换，多在出现副作用或不耐受等情况下考虑。

（4）有报道 VDZ 可用于 GMA 诱导缓解的 UC 患者的维持治疗。

二、CD

VDZ 已获 2020 ECCO CD 指南、2018 美国 ACG 成人 CD 指南推荐。

（一）诱导治疗

（1）适用于对传统治疗或抗 TNF-α 制剂应答不充分、失应答或不耐受的中重度活动性成年 CD 患者的诱导治疗。

（2）可一线使用 VDZ 治疗中重度活动性 CD。目前临床倾向于 VDZ 用于腔内病变为主的患者，并发瘘管、肠外表现者不建议作为首选。

（二）维持缓解治疗

使用 VDZ 成功诱导缓解的 CD 患者可继续使用 VDZ 维持缓解治疗。

第三节 禁 忌 证

（1）对 VDZ 任何成分过敏者。

（2）活动性结核病。

（3）活动性肝炎。

（4）其他严重感染，如肺炎、活动性病毒感染（包括巨细胞病毒感染、EB 病毒感染、流感病毒感染、带状疱疹）等。

（5）活动性肠道感染（如李斯特菌感染、艰难梭菌感染等）需谨慎使用。

（6）机会性感染，尤其是进行性多灶性白质脑病。

（7）肝衰竭或肝功能明显异常者，如转氨酶超过正常值上限 3 倍以上。

（8）NYHA 心功能 Ⅲ/Ⅳ 级者应慎用。

第四节　输注注意事项

一、常规用法

VDZ 的常规用法：每次 300 mg，在第 0 周、2 周和 6 周静脉输注 1 次，作为诱导缓解治疗，随后每 8 周静脉输注 1 次，作为维持缓解治疗。

二、注意事项

（1）本品仅用于静脉输注给药并持续 30 min 以上。请勿通过静脉推注给药。

（2）静脉给药前需要对其进行复溶，并进一步稀释。本品冻干粉必须用无菌注射用水复溶，并在给药前使用 250 mL 无菌 0.9% 氯化钠溶液或乳酸林格液稀释。

（3）应在复溶和稀释 4 h 内给予输注溶液。

（4）输注完成后，用 30 mL 无菌 0.9% 氯化钠溶液或无菌乳酸林格液冲管。

（5）在输注期间应密切观察患者反应直到输注完成，多数输注相关反应发生于最初 2 h 内或结束后 1 h 内，因此输注完成后应观察至少 1 h 后再让患者离开。

（6）在 VDZ 治疗前（按照当前免疫接种指导原则）给予患者所有最新免疫接种。

第五节　不良反应及其处理

一、不良反应

使用 VDZ 常见的非严重不良事件包括疲劳、关节痛、头痛和恶心。常见的严重不良事件包括艰难梭菌感染和肺炎。其他具有特殊临床意义的不良事件，如输液反应、狼疮样反应、肝胆不良事件和恶性肿瘤，占所有不良事件的比例均在 1% 以下（表 5-2）。因不良事件导致本品治疗暂停的患者比例为 9%。

表 5-2　VDZ 不良反应

系统器官分类	频率	不良反应
感染与侵染类疾病	常见	鼻咽炎
	常见	支气管炎、胃肠炎、上呼吸道感染、流感、鼻窦炎、咽炎
	偶见	呼吸道感染、外阴阴道念珠菌病、口腔念珠菌病
	罕见	肺炎

系统器官分类	频率	不良反应
免疫系统疾病	罕见	过敏反应、过敏性休克
神经系统疾病	常见	头痛
	常见	感觉异常
眼部疾病	罕见	视物模糊
血管疾病	常见	高血压
呼吸、胸部和纵隔疾病	常见	咽部疼痛、鼻塞、咳嗽
消化系统疾病	常见	肛周脓肿、肛裂、恶心、消化不良、便秘、腹胀
	偶见	ALT/AST 升高（ < 2% ）
皮肤及皮下组织疾病	常见	皮疹、瘙痒、湿疹、红斑、盗汗、痤疮
	偶见	毛囊炎
肌肉骨骼和结缔组织疾病	常见	关节痛
	常见	肌肉痉挛、背痛、肌无力、疲劳、四肢疼痛
全身性疾病和给药部位异常	常见	发热
	偶见	输注部位反应（包括输注部位疼痛和输注部位刺激）、输注相关反应、寒战、畏寒

二、感染

VDZ 的感染风险整体无显著增加，感染发生率 ［ 0.85/（患者·年）］ 与安慰剂组相似 ［ 0.70/（患者·年）］。最常见的感染包括鼻咽炎、上呼吸道感染、鼻窦炎、尿路感染，一般不需要停药，可对症处理。严重感染发生率为 0.07/（患者·年），包括肛周脓肿、结核病、败血症（导致了一些致死性病例）、沙门菌败血症、李斯特菌脑膜炎、贾第虫病和巨细胞病毒结肠炎。机会性感染占所有不良事件的比例不到 1%，最常报道的是艰难梭菌感染和巨细胞病毒感染，多累及肠道。

三、肿瘤

目前资料显示，长期使用 VDZ 治疗的恶性肿瘤风险较低（0.4%），与安慰剂组相似（0.3%），可能与胃肠道恶性肿瘤有一定相关性。现已观察到的长期治疗中发生的恶性肿瘤包括 B 细胞淋巴瘤、乳腺癌、结肠癌、恶性肝肿瘤、恶性肺肿瘤、恶性黑色素瘤、原发性神经内分泌癌、肾癌和鳞状细胞癌。

第六节 疗 效 监 测

一、常规监测

每次 VDZ 输注前应检查血常规、肝肾功能、CRP、ESR、FC 等指标，结合临床症状和体征，评估疾病活动度，其中 FC 可能更适合评估 VDZ 疗效。

二、疗效评估策略

（一）诱导治疗期

建议于第 3 次 VDZ 治疗前（第 14 周）进行系统性评估，除了上述指标外，还应包括消化内镜、胸部 CT、MRE 或 CTE 检查，有条件者行 VDZ 谷浓度及其抗体浓度检测。如果显示对 VDZ 无应答，应全面分析有无合并机会性感染、患者是否存在营养不良（进行营养风险筛查、营养不良评分、有无贫血和低蛋白血症）：若存在上述营养不良，需先予以相应处理（肠内营养或肠外营养治疗、纠正贫血和低蛋白血症），2~4 周后复评；如出现机会性感染应及时对症处理。如果 VDZ 血药浓度低而无高浓度抗药抗体，可尝试缩短间隔期至 4~6 周优化治疗，再复评。若产生高浓度抗药抗体则应直接转换治疗。如果有应答，但没有达到黏膜愈合，并且无高浓度抗药抗体，可调整 VDZ 间隔期优化治疗。如果应答良好，内镜检查见黏膜愈合，则继续原方案维持治疗。

（二）维持治疗期

诱导进入缓解期的患者每 3~6 个月复评，进行临床评估、复查血液指标、监测机会性感染。每年对患者进行 1 次全面评估，包括临床表现、血液指标、内镜及影像学检查等。出现复发时应及时复查，包括血药浓度及抗药抗体浓度。

三、临床疗效预测工具

美国 VICTORY 研究联盟的研究者基于真实世界的临床数据，开发并验证了一种临床决策支持工具（clinical decision support tool，CDST），见表 5-3。该工具可进行 VDZ 治疗 IBD 患者疗效预测，根据获得临床应答的可能性，在用药前将患者分为高应答、中应答和低应答三类。以 CDST 评分 13 分和 26 分作为阈值（≥13 分或 26 分）时，可以分别预测 VDZ 治疗活动性 CD 和 UC 患者 26 周的临床疗效较好。VDZ 治疗 52 周期间，CDST 评分越高的患者，药物浓度更高、起效速度更快、疗效更好。此工具在我国临床应用较少，需要进一步验证。

表 5-3 预测 VDZ 疗效的 CDST 工具

疾病类型	评分标准	结果（预测 VDZ 治疗应答率）
UC	既往未使用过抗 TNF 制剂（+3 分） 病程≥2 年（+3 分） 基线内镜活动度为中重度（+2 分） 基线白蛋白水平（30 g/L 以上，每 1 g/L+0.65 分）	高应答：> 32 分 中应答：26～32 分 低应答：≤26 分
CD	既往无肠道手术史（+2 分） 既往未使用过抗 TNF 制剂（+3 分） 无瘘管病变（+2 分） 基线白蛋白水平（30 g/L 以上，每 1 g/L+0.4 分） 基线 C 反应蛋白水平（3.0～10.0 mg/L：−0.5 分； > 10.0 mg/L：−3 分）	高应答：> 19 分 中应答：13～19 分 低应答：≤13 分

第七节　感染监测及处理

一、使用前筛查

由于 VDZ 通过影响淋巴细胞向肠道黏膜迁移和聚集发挥治疗作用，相对抗 TNF-α 制剂而言，VDZ 对感染性疾病的影响较小，尤其是对肠道外感染性疾病的影响更小。但是，也有学者认为，VDZ 与感染性疾病相关性仍然需要进一步的评估。请参考第三章第七节使用前筛查感染相关内容。

二、治疗期间定期监测

无论是活动期还是缓解期，VDZ 治疗期间都应该监测感染性疾病（包括机会性感染和潜伏感染被激活），建议每 3～6 个月检测胸部 CT 及病毒性肝炎，出现发热、咳嗽、肝功能异常等应即时检测。

（一）结核

目前的资料显示，在对合并 LTBI 的 IBD 患者予标准化抗结核治疗的同时予 VDZ 治疗 IBD，未发现可诱发或者加重肺结核感染，提示如果 IBD 病情需要，对于合并 LTBI 的 IBD 患者，在标准化抗结核治疗的同时，可以考虑予 VDZ 治疗 IBD，具体常见第三章第七节。但是，目前尚不能完全排除 VDZ 在治疗 IBD 的同时会诱发或加重结核病，因此，在以 VDZ 治疗 IBD 的同时，仍然需要密切监测结核病。如果患者在接受 VDZ 治疗期间确诊有活动性结核感染，应立即停用 VDZ，同时启动规范化抗结核治疗。

（二）乙肝

如果患者在接受 VDZ 治疗期间发生乙肝活动，应立即停用 VDZ，同时启动抗病毒治疗。乙肝稳定后可在抗病毒治疗同时恢复 VDZ 治疗，期间严密监测（1～3 个月复查肝功能、乙肝全套，6～12 个月复查 HBV-DNA）。

（三）要特别关注进行性多灶性白质脑病

进行性多灶性白质脑病（PML）是一种罕见的、致死性机会性感染，由乳头多瘤空泡病毒科中的多瘤病毒引起。已经有资料表明，多瘤病毒感染与包括 VDZ 在内的多种黏附素抑制剂应用密切相关。因此，应用 VDZ 时应密切观察是否出现 PML。PML 相关的典型体征和症状具有多样性，可在数日到数周内进展，包括身体一侧进行性无力或四肢笨拙、视力障碍，以及思维、记忆和定向的改变导致的意识模糊和人格改变。这些进展通常会在数周或数月内导致死亡或严重残疾。如果出现神经系统症状和体征，应请神经科会诊；如果疑诊 PML，应立即暂停 VDZ 治疗；如果确诊为 PML，应终身禁用 VDZ。

第八节 肿瘤监测及处理

GEMINI 1 和 2 中，1 434 例接受 VDZ 治疗的患者中有 6 例（0.4%）报告了恶性肿瘤（异常增生和基底细胞癌除外），包括结肠癌（$n=2$）、移行细胞癌（$n=1$）、乳腺癌（$n=1$）、阑尾类癌（$n=1$）和鳞状细胞癌（$n=1$）。297 例接受安慰剂治疗的患者中有 1 例（0.3%）报告了恶性肿瘤（鳞状细胞癌）。正在进行的开放长期扩展研究中观察到恶性肿瘤（发育不良和基底细胞癌除外），包括 B 细胞淋巴瘤、乳腺癌、结肠癌、恶性肝肿瘤、恶性肺肿瘤、恶性黑色素瘤、原发性神经内分泌癌、肾癌和鳞状细胞癌。

总之，现有资料未显示 VDZ 长期应用会增加恶性肿瘤风险。既往有恶性肿瘤病史并不是 VDZ 禁忌证，不过治疗过程中需严密监测恶性肿瘤发生。如患者有现症肿瘤，需权衡抗肿瘤治疗和针对 IBD 治疗的获益和风险。如 IBD 病变重需立即控制，可酌情使用 VDZ。如肿瘤需进行化疗或手术，则不宜使用 VDZ。目前 VDZ 长期应用数据相对于抗 TNF 制剂而言较少，还需进一步积累临床数据。

第九节　治疗方案转换

一、失应答

研究表明 VDZ 免疫原性率有 4%~10%。越来越多数据显示 VDZ 也存在原发无应答和继发失应答。若患者对 VDZ 应答良好，通常在 VDZ 治疗后 2~4 周病情就会有明显改善。如果 VDZ 治疗后 6 周以上病情无明显改善，通常提示患者对 VDZ 应答较差。目前较多证据显示 6 周时临床应答及内镜应答可作为 VDZ 原发无应答的预测因子。临床一般于 14 周评估是否存在原发无应答，若初始应答良好而 14 周后出现失应答则判为继发失应答。VDZ 继发失应答率在 CD 患者约 47.9/（100 患者·年），UC 患者约 39.8/（100 患者·年）。

二、转换治疗时机及方案

（一）转换治疗时机

诱导治疗于 14 周进行全面评估，若无应答并检测有无合并感染、营养不良等，结合血药浓度及抗药抗体，若出现机会性感染或者高浓度抗药抗体建议转换治疗。诱导缓解后每 3~6 个月复评，12 个月时全面复查，其间如复发则及时复查。如出现继发失应答，或者出现机会性感染或者高浓度抗药抗体，均建议转换治疗。

（二）转换治疗方案

VDZ 原发无应答或继发失应答患者，若既往未使用过抗 TNF 制剂且无禁忌证，建议一线选择转换为抗 TNF 制剂或者 UST，既往已使用过抗 TNF 制剂无效建议转换为 UST；二线也可选择单用激素或联用免疫抑制剂，或者选择托法替布。若出现机会性感染，在予以控制感染的基础上，建议一线选择 UST，抗 TNF 制剂或者托法替布可作为二线选择并严密监测。

合并瘘管、脓肿的 CD 患者，在综合治疗（脓肿穿刺或引流、抗感染、营养治疗等，必要时外科处理）基础上，建议转换为抗 TNF 制剂或 UST，托法替布可作为二线选择。伴有肠外表现患者，建议转换为抗 TNF 制剂或 UST，合并皮肤病变（尤其银屑病）更推荐 UST，托法替布也可尝试；合并强直性脊柱炎患者更推荐 ADA 或 IFX。也可以尝试 GMA 治疗，尤其是重度 UC 或合并机会性感染的 UC 患者。

三、停药和复发风险

目前，尚缺乏足够证据明确何时停用 VDZ。使用 VDZ 长期（>5 年）治疗 UC

可获得高达 90% 的临床缓解率，长期（>5 年）治疗 CD 可获得高达 89% 的临床缓解率。中重度活动性 UC 和 CD 患者使用 VDZ 获得诱导缓解后，可使用 VDZ 维持缓解。停药后可重新给予 VDZ 治疗，41% 的 UC 患者和 47% 的 CD 患者可再次获得临床应答。

第十节　优 化 治 疗

一、强化治疗

群体药代动力学研究模型表明，VDZ 具有显著的药物暴露 – 应答关系。诱导治疗期间 VDZ 的血药浓度可能是短期和长期疗效结果的重要预测因素。此外，VDZ 基线清除率也可能是临床缓解和黏膜愈合的重要预测因素。但目前有关 VDZ 的 TDM 策略缺乏类似抗 TNF 制剂的明确方案，也无 VDZ 谷浓度和抗体浓度的统一参考区间。体重和血清白蛋白浓度是影响药物浓度的关键变量，另外存在抗药抗体（免疫原性）、其他生物制剂治疗失败等因素也会影响 VDZ 药物清除率和药物浓度。一些研究显示黏膜内浓度比血清谷浓度对疗效更有预测价值，但相关研究尚少。

GEMINI 研究结果显示，6 周时 VDZ 谷浓度越高临床缓解率越高，>18 μg/mL 则 1 年时黏膜愈合率更高。LOVE–CD 研究也显示，VDZ 谷浓度 >10 μg/mL 预示 26 周时内镜缓解率更高。最近的国际多中心 ERELATE 研究也显示，VDZ 治疗第 6 周的血清药物谷浓度≥31.0 μg/mL 与第 14 周和第 52 周的临床缓解存在显著相关性。临床应用真实证据显示 VDZ 谷浓度 6 周时 33～37 μg/mL、14 周及维持缓解阶段均为 15～20 μg/mL（也有报道维持缓解阶段 10～15 μg/mL）可促进黏膜愈合，因此目前建议 VDZ 谷浓度 6 周、14 周及维持缓解阶段分别保持在 33～37 μg/mL、15～20 μg/mL 及 10～15 μg/mL。临床多采取根据患者综合评估结果和对治疗的反应，同时结合血药浓度来进行调整。

4 期 LOVE–CD 研究事后分析发现，第 22 周 VDZ 血药浓度达到 20.0 μg/mL 的患者，治疗第 26 周的内镜缓解率为 35%。如果给药间隔由每 8 周缩短为每 6 周，第 26 周生物制剂初治 CD 患者内镜缓解率为 33.9%，抗 TNF 制剂治疗失败的 CD 患者内镜缓解率为 24.2%；若缩短为每 4 周，内镜缓解率分别为 46.5% 和 40.0%（表 5–4）。因此对于难治性 IBD 患者，可考虑予以强化诱导治疗以提高疗效，具体方法如下：在治疗第 10 周评估患者对 VDZ 的临床应答，如果应答不充分，可在第 10 周增加一次给药以提高疗效。即采用第 0 周、2 周、6 周、10 周、14 周分别静脉输注 1 次 VDZ 方案来诱导缓解治疗，其后以每 8 周 1 次给药维持缓解治疗，酌情还可缩

表 5-4 VDZ 不同给药方案对内镜缓解率的影响

VDZ 给药方案	第 26 周内镜缓解的预测概率（95%CI）	
	生物制剂初治	抗 TNF 制剂失败
标准给药方案 　0 周、2 周、6 周、14 周、22 周	29.1%（21.2%~36.1%）	20.2%（13.6%~27.0%）
诱导优化给药方案（第 10 周加 1 针） 　0 周、2 周、6 周、10 周、14 周、22 周	33.9%（26.3%~40.9%）	24.2%（16.0%~32.4%）
强化给药方案（第 10 周加 1 针，每 4 周 1 针） 　0 周、2 周、6 周、10 周、14 周、18 周、22 周	46.5%（41.1%~50.6%）	40.0%（33.5%~45.2%）

短至每 4~6 周给药。研究表明，维持缓解治疗期间，缩短间隔至每 4~6 周 1 次可使 53.8% 继发失应答患者重新恢复应答。

　　临床实践中可以结合 CDST 工具预测 VDZ 疗效，对于开始治疗前 CDST 评分 13 分以下（CD 患者）或 26 分以下（UC 患者）预示应答可能性低的患者，治疗第 10 周增加 1 次给药，可以优化药物浓度、缩短起效时间。另外，鉴于白蛋白水平及体重影响 VDZ 的清除率和疗效，建议在使用 VDZ 之前及使用过程中注意纠正低蛋白血症（保持 32 g/L 以上），并控制体重勿过重。

二、联合用药

（一）联用免疫抑制剂

　　研究表明联用免疫抑制剂对于 VDZ 的血药浓度无明显影响，也未观察到额外的临床获益。因此 UC 患者在使用 VDZ 治疗时不推荐联用免疫抑制剂。对于 CD 患者，建议之前已经使用免疫抑制剂的患者，若不存在相关禁忌证，开始 VDZ 治疗时可以继续使用免疫抑制剂，待病情缓解后停用免疫抑制剂。

（二）联用激素

　　在临床实践中，常见诱导治疗期间 VDZ 与激素等常规疗法同时使用，临床医师普遍认为激素可增加 VDZ 的临床应答率或缓解率。但实际上，目前对于 VDZ 联用激素是否可以获得更好的疗效尚无统一结论。GEMINI 1 研究表明，UC 患者接受 VDZ 诱导治疗期间同时使用激素，并未增加疗效。GEMINI 2 和 3 研究事后分析数据表明，CD 患者 VDZ 诱导治疗期间同时使用激素，可获得更好的疗效。ENEIDA 登记研究、VICTORY 联盟等真实世界研究均显示，VDZ 同时使用激素并未观察到效果增强。而激素副作用多，且长期使用会造成激素依赖及抵抗，无法维持长期缓解。因此，不建议 VDZ 与激素常规联合使用，仅在急需控制炎症反应（如重度活动性 IBD）时短期使用（3~7 d，不建议超过 1 周），急性症状控制后快速撤减激素。如果 VDZ 治疗前患者已经在使用激素，建议先维持相同剂量的激素治疗，应答后尽快减量。

（三）与其他生物制剂或小分子化合物合用

目前仅有一些小样本病例报道将 VDZ 与抗 TNF 制剂、UST 或托法替布合用，对于部分难治性 IBD 尤其合并肠外表现（如皮肤、关节病变）及合并复杂性瘘管的患者可获得一定疗效，但样本量小、观察时间短，因此尚不能得出定论。而且联合使用两种以上生物制剂或小分子化合物亟须警惕增加感染、肿瘤等风险。具体的联合使用方案亦远未明确，存在诸多问题，如剂量是否需调整（如是否需要减少每一种药物剂量）、联用疗程、是否需更严密的监测方案（如每 2~4 周复评）等。目前明确既往使用过 NTZ 的患者应至少等待 12 周后再应用 VDZ。既往使用其他生物制剂需要间隔多长时间再使用 VDZ 目前无参考数据。

第十一节　特殊人群使用

一、老年患者

目前的资料并未显示老年 IBD 患者需调整 VDZ 剂量。

二、未成年患者

VDZ 在未成年人（<18 岁）中用药的疗效和安全性尚未得到前瞻性随机对照研究的验证，目前并无推荐。

三、妊娠期和哺乳期患者

（一）妊娠期患者

动物研究并未发现生殖毒性相关的直接或间接证据。真实世界数据显示 VDZ 应用并未增加妊娠不良事件。目前推荐如病情需要，妊娠早、中期可使用 VDZ，在预产期前 4~6 周停用。

（二）哺乳期患者

临床研究及真实世界数据表明，在人乳汁中可检测到低浓度 VDZ，在患者第一次静脉给药后，乳汁中 VDZ 的浓度在中位时间 3~4 d 达到峰值，然后快速下降，是血清中的 0.4%~2.2%。婴儿的暴露剂量约为母亲剂量的 20.9%。现有数据未发现哺乳期接受 VDZ 治疗的母亲和婴儿具有显著的不良事件，是否停止哺乳或停止 VDZ 治疗应综合考虑哺乳期婴儿的获益及母体接受 VDZ 治疗的获益。

（三）生育力

目前尚无关于 VDZ 对人类生育力影响的数据。动物研究中，未见正式评价 VDZ 对雄性和雌性动物生育力的影响数据。

四、围手术期用药

目前尚未报道 IBD 患者围手术期使用 VDZ 会增加术后并发症风险。因此，在术前是否需停药尚无明确建议。尚无相关临床证据指导术后给药的时机。

目前数据未证实 VDZ 与术后并发症之间存在因果关系。

五、疫苗接种

现有资料显示 VDZ 不影响静脉注射和肌内注射灭活疫苗的疗效，但是有可能降低口服灭活疫苗疗效。目前尚无关于接受 VDZ 治疗患者接种活疫苗后发生继发性感染的数据，提示接种活疫苗可能无须停用 VDZ。接受 VDZ 治疗的 IBD 患者如病情稳定且无接种新冠疫苗其他禁忌证，建议正常接种新冠疫苗。

第十二节　问题及展望

VDZ 作为唯一一个肠道选择性作用的生物制剂，已被广泛用于 UC 和 CD 的临床治疗。目前临床应用真实数据及经验显示 VDZ 对于 UC 疗效更优，对于 CD 更适用于早期患者，而对于具有预后不良因素及进展性生物性行为（如已经出现瘘管等并发症、累及小肠、既往有肠道手术史等）的患者不建议作为首选，对于炎症负荷重、需要快速控制的患者（如 ASUC 患者）亦不推荐首选及单用。对于合并肠外表现的患者目前还存在争议，有一些报道应用 VDZ 后可能诱发肠外表现。VDZ 最大的优势在于其安全性，目前资料显示 VDZ 对结核和病毒性肝炎激活及诱发肿瘤的风险低于抗 TNF 制剂，因此对于老年患者、有特定安全需求的患者（如妊娠期、合并结核/肝炎/肿瘤的患者）是一种优选药物。下一步还需要摸索适合我国的 VDZ 应用方案，如寻找预测疗效的分子、如何优化 VDZ 治疗（探索适合我国患者的谷浓度窗及调整间隔等）、如何管理 VDZ 相关不良反应等。

（李瑾　张文星　吕苏聪　段雯祥）

参 考 文 献

［1］Gubatan J，Keyashian K，Rubin S J S，et al. Anti-integrins for the treatment of inflammatory bowel disease：current evidence and perspectives [J]. Clin Exp Gastroenterol，2021，14：333–342.

［ 2 ］ Sands B E，Van Assche G，Tudor D，et al. Vedolizumab in combination with corticosteroids for induction therapy in Crohn's disease：a post hoc analysis of GEMINI 2 and 3 [J]. Inflamm Bowel Dis，2019，25（8）：1375–1382.

［ 3 ］ Chaparro M，Garre A，Ricart E，et al. Short and long-term effectiveness and safety of vedolizumab in inflammatory bowel disease：results from the ENEIDA registry [J]. Aliment Pharmacol Ther，2018，48（8）：839–851.

［ 4 ］ Dulai P S，Singh S，Jiang X，et al. The real-world effectiveness and safety of vedolizumabfor moderate-severe Crohn's disease：results from the US VICTORY consortium [J]. Am J Gastroenterol，2016，111：1147–1155.

［ 5 ］ Narula N，Peerani F，Meserve J，et al. Vedolizumab for ulcerative colitis：treatment out–comes from the VICTORY consortium [J]. Am J Gastroenterol，2018，113：1345–1354.

［ 6 ］ Hinojosa Del Val J，Barreiro-de Acosta M. Questions and answers about the management of Crohn's disease and ulcerative colitis with vedolizumab [J]. Gastroenterol Hepatol，2019，42（10）：650–656.

［ 7 ］ Torres J，Bonovas S，Doherty G，et al. ECCO guidelines on therapeutics in Crohn's disease：medical treatment [J]. J Crohns Colitis，2020，14（1）：4–22.

［ 8 ］ Ran Z，Wu K，Matsuoka K，et al. Asian organization for Crohn's and colitis and Asia pacific association of gastroenterology practice recommendations for medical management and monitoring of inflammatory bowel disease in Asia [J]. J Gastroenterol Hepatol，2021，36（3）：637–645.

［ 9 ］ Joseph D F，Kim L I，Yecheskel S，et al. AGA clinical practice guidelines on the management of moderate to severe ulcerative colitis [J]. Gastroenterology，2020，158：1450–1461.

［ 10 ］ Amiot A，Bouguen G，Bonnaud G，et al. Clinical guidelines for the management of inflammatory bowel disease：update of a French national consensus [J]. Dig Liver Dis，2021，53（1）：35–43.

［ 11 ］ Lamb C A，Kennedy N A，Raine T，et al. British society of gastroenterology consensus guidelines on the management of inflammatory bowel disease in adults [J]. Gut，2019，68（3）：1–106.

［ 12 ］ Rubin D T，Ananthakrishnan A N，Siegel C A，et al. ACG clinical guideline：ulcerative colitis in adults [J]. Am J Gastroenterol，2019，114（3）：384–413.

［ 13 ］ Loftus E V Jr，Feagan B G，Panaccione R，et al. Long-term safety of vedolizumab for inflammatory bowel disease [J]. Aliment Pharmacol Ther，2020，52（8）：1353–1365.

［ 14 ］ Singh S，Dulai P S，Vande Casteele N，et al. Systematic review with meta-analysis：association between vedolizumab trough concentration and clinical outcomes in patients with inflammatory bowel diseases [J]. Aliment Pharmacol Ther，2019，50（8）：848–857.

［ 15 ］ Yzet C，Diouf M，Singh S，et al. No benefit of concomitant immunomodulator therapy on efficacy of biologics that are not tumor necrosis factor antagonists in patients with inflammatory bowel diseases：a meta-analysis [J]. Clin Gastroenterol Hepatol，2021，3565（20）：30935–30936.

［ 16 ］ Ribaldone D G，Pellicano R，Vernero M，et al. Dual biological therapy with anti–TNF，vedolizumab or ustekinumab in inflammatory bowel disease：a systematic review with pool analysis [J].

Scand J Gastroenterol, 2019, 54（4）: 407-413.

[17] Shashi P, Gopalakrishnan D, Parikh M P, et al. Efficacy and safety of vedolizumab in elderly patients with inflammatory bowel disease: a matched case-control study[J]. Gastroenterol Rep（Oxf）, 2019, 8（4）: 306-311.

[18] Danese S, Sandborn W J, Colombel J F, et al. Endoscopic, radiologic, and histologic healing with vedolizumab in patients with active Crohn's disease [J]. Gastroenterology, 2019, 157（4）: 1007-1018.

[19] Biemans V B C, Hoentjen F, Pierik M J. Vedolizumab versus adalimumab for moderate-to-severe ulcerative colitis [J]. N Engl J Med, 2020, 382（1）: 92.

[20] Peyrin-Biroulet L, Arkkila P, Armuzzi A, et al. Comparative efficacy and safety of infliximab and vedolizumab therapy in patients with inflammatory bowel disease: a systematic review and meta-analysis [J]. BMC Gastroenterol, 2022, 22（1）: 291.

[21] Cohen R D, Bhayat F, Blake A, et al. The safety profile of vedolizumab in ulcerative colitis and Crohn's disease: 4 years of global post-marketing data [J]. J Crohns Colitis, 2020, 14（2）: 192-204.

[22] Guidi L, Pugliese D, Panici Tonucci T, et al. Early vedolizumab trough levels predict treatment persistence over the first year in inflammatory bowel disease [J]. United European Gastroenterol J, 2019, 7（9）: 1189-1197.

[23] Scarozza P, Marafini I, Laudisi F, et al. Extent of mucosal inflammation in ulcerative colitis influences the clinical remission induced by vedolizumab [J]. J Clin Med, 2020, 9（2）: 385.

[24] Shmidt E, Kochhar G, Hartke J, et al. Predictors and management of loss of response to vedolizumab in inflammatory bowel disease [J]. Inflamm Bowel Dis, 2018, 24（11）: 2461-2467.

[25] Dulai PS, Amiot A, Peyrin-Biroulet L, et al. A clinical decision support tool may help to optimise vedolizumab therapy in Crohn's disease [J]. Aliment Pharmacol Ther, 2020, 51（5）: 553-564.

[26] Dulai P S, Singh S, Vande Casteele N, et al. Development and validation of clinical scoring tool to predict outcomes of treatment with vedolizumab in patients with ulcerative colitis [J]. Clin Gastroenterol Hepatol, 2020, 18（13）: 2952-2961.

[27] Irving P M, Gecse K B. Optimizing therapies using therapeutic drug monitoring: current strategies and future perspectives [J]. Gastroenterology, 2022, 162: 1512-1524.

[28] Restellini S, Afif W. Update on TDM（therapeutic drug monitoring）with ustekinumab, vedolizumab and tofatinib in inflammatory bowel disease [J]. J Clin Med, 2021, 10（6）: 1242.

第六章
小分子化合物

第一节　概　　述

近年来小分子化合物在 IBD 治疗方面受到越来越多的关注。小分子化合物属于低相对分子质量有机化合物（通常＜500 Da），主要由碳、氮、氧三种元素组成。不同于生物制剂，小分子化合物具有以下特点：①可通过口服给药，增加患者依从性；②易透过细胞膜，和血浆蛋白结合迅速，半衰期较短；③无免疫原性，不会诱导患者产生抗体从而诱发治疗后失应答。但小分子化合物也有以下缺点：①可能产生广泛的全身效应和"脱靶"毒性；②与其他药物之间的相互作用可能导致治疗失效。现已研发进入临床阶段的小分子化合物主要包括 JAK 抑制剂、S1P 受体调节剂、PDE4 抑制剂和 Smad7 抑制剂。

第二节　在溃疡性结肠炎中的应用

一、用于溃疡性结肠炎治疗的相关进展

（一）JAK 抑制剂

JAK-STAT 信号通路主要由 3 个成分组成：受体酪氨酸激酶（receptor tyrosine kinase，RTK）、JAK 及信号转导和转录激活因子（signal transducer and activator of transcription，STAT）。JAK 是位于细胞内的非受体酪氨酸激酶蛋白，包括 JAK1、JAK2、JAK3 和酪氨酸蛋白激酶 2（tyrosine kinase 2，TYK2）四种亚型。JAK1、JAK2 和 TYK2 在大多数细胞类型中都有表达，而 JAK3 仅表达在骨髓和淋巴系统。RTK 属于细胞因子受体超家族，可分为 Ⅰ 型和 Ⅱ 型。RTK 的一个共同特征是不具有激酶活性，但细胞内结构域具有与酪氨酸激酶 JAK 的结合位点。当细胞因子配体与

细胞上特异性受体结合后导致受体二聚化，诱导 JAK 磷酸化。随后激活的 JAK 导致细胞因子受体的细胞内结构域特定残基磷酸化，形成 STAT 的对接位点，在这个对接位点可募集和磷酸化 STAT。磷酸化的 STAT 从受体链上分离，通过 SH2 结构域 – 磷酸酪氨酸相互作用形成同二聚体或异二聚体，二聚体进一步转移至细胞核上，从而靶向影响效应蛋白的核转录（图 6-1）。

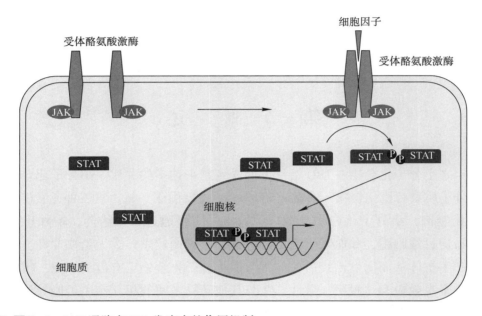

■ **图 6-1** JAK 通路在 IBD 发病中的作用机制

JAK 发挥作用时主要由两个不同的 JAK 成对进行，只有 JAK2 可以和它自身配对。JAK 介导的信号传导可以由许多不同的细胞因子诱导，不同的结合类型响应 / 激活不同的细胞因子功能，并产生不同的结果。从遗传多态性来看，JAK2、TYK2、STAT1、STAT3 和 STAT4 与 UC 和 CD 相关，而 JAK1、JAK3 或 STAT6 通路则与 IBD 无明显相关性。STAT3 已被证明在许多慢性炎症和纤维化的疾病如 IBD 中具有有害影响，与 JAK–STAT3 信号通路机制相关的细胞因子有 IL–6、IL–9、IL–10、IL–12/23、IL–22。JAK 已被证明广泛参与炎性疾病中的固有免疫和适应性免疫、炎症反应和肠上皮屏障完整性。通过靶向抑制 JAK 可阻止 STAT 磷酸化，中断下游炎症信号转导。

1. 托法替布

托法替布（tofatinib）靶向抑制 JAK1 和 JAK3，先后被美国 FDA 和欧洲 EMA 批准用于诱导中重度活动性 UC 的缓解，也是首个获得 IBD 适应证的小分子化合物。在 2 期临床研究中，托法替布已被证明可有效诱导中重度 UC 的临床缓解和内镜缓解。OCTAVE–1 和 OCTAVE–2 证实了托法替布对于活动性 UC 患者诱导缓解的疗效，托法替布（10 mg，每日 2 次）治疗 8 周时临床缓解率分别为 18.5% 和 16.6%。随后维持试验 OCTAVE Sustain 研究显示每日 10 mg（5 mg，每日 2 次）和每日 20 mg（10 mg，每日 2 次）维持治疗 52 周时临床缓解率分别为 34.3% 和 40.6%。基于上述临床研究结果，2018 年美国 FDA 批准托法替布用于中重度活动性 UC 治疗。真实世界研究数据显示，托法替布治疗 12～16 周时临床反应率、临床缓解率和无激素缓解率分别为 64.2%、47% 和 44.3%，8 周时黏膜愈合率可达 48.3%。2020 年美国 ACG 成人 UC 临床指南建议托法替布可用于中重度 UC 的治疗，2020 年法国 IBD 临床共识指南亦推荐在抗 TNF-α 制剂或 VDZ 无效情况下使用托法替布。因此，托法替布可以作为 UC 在生物制剂无效或治疗失败之后的一个选择。与非肠道给药的生物制剂对比，托法替布通过口服给药，消除了静脉注射或皮下注射给药的不良反应。此外，托法替布免疫原性低，血清半衰期较短（3 h），肠道生物利用度高，提高了患者服药的依从性。

2. 乌帕替尼

乌帕替尼（upadacitinib）是一种口服 JAK1 选择性抑制剂，血清半衰期为 3 h。与托法替布相似，该药物主要通过肝肾代谢，给药时需考虑患者肝肾功能。U-ACHIEVE 研究（UC1）是一项多中心、双盲的临床 2b 期试验，共纳入 474 例中重度活动性 UC 患者，结果显示，不同剂量乌帕替尼（7.5 mg/15 mg/30 mg/45 mg，每日 1 次）治疗 8 周的临床缓解率分别为 8.5%、14.3%、13.5% 和 19.6%，内镜改善率分别为 14.9%、30.6%、26.9% 和 35.7%；且安慰剂组与乌帕替尼组出现不良事件的患者比例相近。以上结果推进了乌帕替尼治疗 UC 的 3 期临床研究 U-ACHIEVE（NCT02819635）和 U-ACCOMPLISH（NCT03653026）研究的顺利完成。U-ACCOMPLISH（UC2）研究共纳入 522 例 UC 患者，结果显示 8 周时乌帕替尼 45 mg 组临床缓解率为 34%，显著高于安慰剂组（4%）。U-ACHIEVE 维持试验（UC3）纳入 451 例 8 周乌帕替尼治疗诱导缓解的 UC 患者，然后随机分配至乌帕替尼 15 mg、乌帕替尼 30 mg 和安慰剂组，第 52 周时乌帕替尼两组临床缓解率分别为 42% 和 52%，显著高于安慰剂组（12%）。2022 年乌帕替尼先后被美国 FDA、欧洲 EMA、澳大利亚、韩国、日本批准用于中重度活动性 UC 成人患者。2023 年，乌帕替尼在我国获批成人 UC 适应证。

3. 非戈替尼

第二代 JAK 抑制剂非戈替尼（filgotinib）选择性靶向抑制 JAK1，对 JAK1 的选择性分别是 JAK2 和 JAK3 的 30 倍和 50 倍。2021 年 11 月和 2022 年 1 月，非戈替尼被 EMA 和英国药品和保健品管理局（Medicines and Healthcare Products Regulatory Agency，MHRA）批准用于中重度活动性 UC 成人患者。非戈替尼的半衰期为 6 h，其代谢活性产物半衰期约为 23 h，血药浓度在用药 1～3 h 后达到高峰，因此可每日给药 1 次。在一项为期 58 周的已完成的 2b/3 期双盲、随机对照试验中，每日

200 mg 非戈替尼治疗可有效诱导和维持对常规治疗或生物制剂治疗无效的中重度 UC 患者临床缓解，且表现出良好的耐受性（NCT02914522）。另一项关于 UC 的大型 3 期临床计划正在进行（NCT02914535），将为非戈替尼治疗 UC 提供更多数据。

4. 培菲替尼

另一类 JAK 抑制剂培菲替尼（peficitinib）是一种泛激酶抑制剂，对 JAK3 的选择性高于 JAK1、JAK2 和 TYK2，被日本批准用于治疗类风湿关节炎。据目前已结束的 2b 期临床研究结果来看，培菲替尼对中重度 UC 疗效并不显著，且不良事件发生率较高。

5. TD-1473

TD-1473 是肠道选择性非特异性 JAK 激酶抑制剂，靶向 JAK1、JAK2 和 JAK3。它可以穿透肠壁在胃肠道中发挥作用，在外周血清中浓度较低。因此，与其他类型 JAK 激酶抑制剂相比，TD-1473 有望减少药物全身不良反应的发生率。在治疗中重度 UC 方面，TD-1473 显示出良好的疗效和耐受性，目前正在进行 2b/3 期临床研究，计划于 2025 年完成（NCT03758443）。

6. 其他

PF-06651600 和 PF-06700841 分别选择性抑制 JAK3 和 JAK1、TYK2。一项比较 PF-06651600、PF-06700841 和安慰剂治疗中重度 UC 受试者中的 2 期临床研究已于 2021 年 5 月结束，结果尚未公布。其他选择性 JAK 抑制剂，如 BMS-986165（NCT03934216）、伊他替尼（NCT03627052）、OST-122（NCT04353791）、SHR0302（NCT03675477）亦处于临床研究中。

（二）S1P 受体调节剂

淋巴结和胸腺中的淋巴细胞迁移至外周血液或目标部位参与炎症反应，该过程涉及鞘氨醇 1- 磷酸（sphingosine 1 phosphate，S1P）。S1P 是一种膜来源的溶血磷脂信号分子，是由鞘氨醇激酶 SPHK1 和 SPHK2 在细胞内磷酸化鞘氨醇产生的。S1P 通过与细胞内靶点的相互作用来进行信号传导，或通过特定的转运蛋白（Spns2）或 ABC 转运蛋白实现自分泌或旁分泌，激活其细胞表面受体。它的受体有 5 种亚型：S1P1—S1P5。不同的 S1P 受体与不同的 G 蛋白偶联（Gi/o，Gq 和 G12/13），从而调节特定的信号通路，促进免疫细胞转运。组织和体液间的 S1P 浓度梯度和 S1P-S1P1 的相互作用是淋巴细胞迁移的关键。S1P 可被 S1P 特异性 ER 磷酸酶（SPP1 和 SPP2）转化为鞘氨醇，或被 S1P 裂解酶（S1P lyase，S1PL）不可逆降解，从而控制 S1P 浓度梯度，维持正常生理功能（图 6-2）。

mTOR 或 JAK-STAT3 信号通路的交叉作用调节 Th 细胞或 Treg 细胞的发育。而内皮细胞中的受体则可参与调节血管发育和完整性。S1P 受体通过不同的 G 蛋白亚基发出信号，在维持屏障完整性方面发挥着不同的作用。例如，S1P1 的激活可增

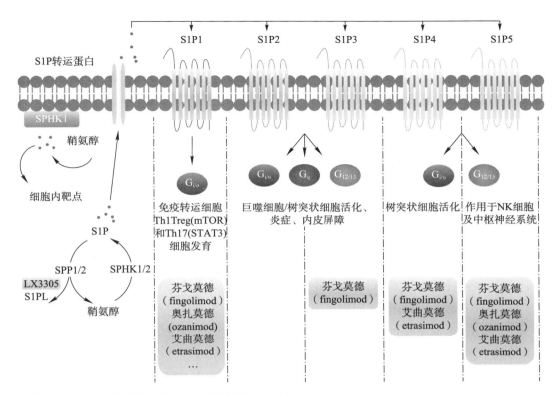

■ **图 6-2**　S1P 信号通路在 IBD 发病中的作用机制

加血管内皮细胞屏障的完整性，而 S1P2 和 S1P3 则促进血管通透性的增强，破坏内皮屏障，表明 S1P 信号通路在血管和免疫细胞控制炎症中的双重作用。除此之外，S1P2 和 S1P3 参与调节巨噬细胞和 DC 的功能，S1P4 参与 DC 的激活，S1P5 在自然杀伤细胞和中枢神经系统细胞中表达。肠道炎症与 S1P1、S1P4 和 S1P5 亚型相关。在 S1P 受体调节剂作用下，S1P 受体被结合，从而诱导 S1P 内化和降解，阻止淋巴细胞进入外周循环和炎症组织。

1. 芬戈莫德

芬戈莫德（fingolimod）是早期阶段研发的一种非特异性 S1P 受体调节剂，被批准用于治疗多发性硬化。IBD 动物模型的研究表明芬戈莫德可缓解结肠炎。但由于该药物广泛作用于 S1PR1、S1PR3、S1PR4、S1PR5，缺乏胃肠道选择性作用，因此副作用相对较大，它的使用可能增加心血管等其他系统不良事件的发生率。

2. 奥扎莫德

奥扎莫德（ozanimod）是一种针对 S1P1 和 S1P5 的激动剂，可阻断激活的淋巴细胞向胃肠道募集。已完成的 2 期和 3 期临床研究（NCT02435992）表明奥扎莫德治疗中重度 UC 较安慰剂组能获得更高的临床反应率和临床缓解率。诱导期第 10 周时，奥扎莫德治疗组临床缓解率和临床反应率分别为 18% 和 48%，而安慰剂组为

6% 和 26%。在维持期第 52 周，奥扎莫德治疗组在主要和次要疗效终点仍获得显著改善，药物总体安全性与已批准的标签中的已知安全性一致。奥扎莫德分别于 2021 年 10 月和 2022 年 5 月被欧洲 EMA 和美国 FDA 批准用于治疗 UC，也是目前首个获批治疗 UC 的 S1P 调节剂。此外，奥扎莫德治疗中重度 UC 的 4 期临床研究正在招募受试者（NCT05369832）。

3. 艾曲莫德

另一类 S1P 受体调节剂艾曲莫德（etrasimod）选择性调节 S1P1、S1P4 和 S1P5。2 期临床研究显示艾曲莫德有效改善中重度 UC 的镜下和组织学表现。2022 年 5 月 24 日，艾曲莫德治疗 UC 的 3 期临床研究取得关键性进展并展现较好的安全性。研究显示治疗第 12 周，艾曲莫德治疗组临床缓解率为 27.0%，安慰剂组为 7.4%；治疗第 52 周，艾曲莫德治疗组临床缓解率为 32.1%，安慰剂组为 6.7%（NCT03945188、NCT03996369、NCT03950232）。艾曲莫德的疗效和安全性有待更多 3 期临床研究证实（NCT04706793、NCT04176588）。

（三）PDE4 抑制剂

磷酸二酯酶（phosphodiesterase，PDE）家族包括 PDE1—PDE11，可用于降解环核苷酸，环腺苷酸（cyclic adenylic acid，cAMP）是调节多种细胞代谢的第二信使之一。PDE4 是一种细胞内酶，负责特异性催化多种细胞内的 cAMP 分解为 AMP 参与免疫调节反应，包括免疫细胞如 DC、单核细胞、巨噬细胞、T 细胞和中性粒细胞。通过抑制 PDE4 阻断 cAMP 水解可降低促炎症细胞因子的水平，改善炎症。

PDE4 的抑制导致细胞内 cAMP 累积，随后激活蛋白激酶 A（protein kinase A，PKA）、环核苷酸门控离子通道和 cAMP 直接激活的交换因子 1/2（Epac 1/2）。PKA 激活后可诱导 cAMP 反应元件结合蛋白（cAMP response element binding protein，CREB）、转录激活因子 1（activating transcription factor 1，ATF-1）和 cAMP 反应元件调控因子（cAMP response element modulator，CREM）的磷酸化，并招募 CREB 结合蛋白（CBP）或同源蛋白 p300。CREB 和 ATF-1 的磷酸化可诱导抗炎症细胞因子的合成；CBP/p300 与 NF-κB 密切相关，通过抑制该信号通路降低炎症反应。cAMP 通过激活转录因子小 GTPases 的信号体 Epac 1/2，也可作为炎症性疾病的新靶点。此外，PKA 的激活可干扰 B 细胞淋巴瘤 6 蛋白（B-cell lymphoma-6，Bcl-6）介导的促炎症细胞因子的合成和免疫细胞的增殖（图 6-3）。已被证实，靶向抑制 PDE4 是一种治疗炎症性疾病的有效方案。

1. 阿普米司特

阿普米司特（apremilast）是一种口服 PDE4 抑制剂，被美国 FDA 批准用于治疗银屑病和银屑病关节炎。2 期临床研究显示接受阿普米司特 30 mg 每日 2 次治疗的活动性 UC 患者表现出更高的临床缓解率和黏膜愈合率。截至 2023 年 10 月，阿普

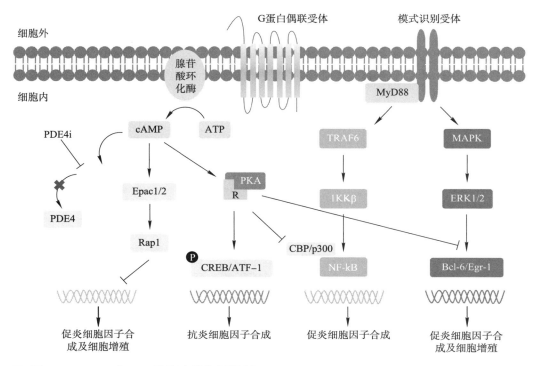

米司特的 3 期试验尚未注册。

2. 替托司特

替托司特是一种噻唑化合物，可抑制 PDE4 和中性粒细胞中超氧化物和促炎细胞因子的释放。但临床研究显示，轻至中度 UC 接受替托司特治疗的获益有限。

（四）Smad7 抑制剂

转化生长因子 -β（transforming growth factor-β，TGF-β）由免疫和非免疫肠细胞产生，是关键的抗炎细胞因子之一，维持肠道免疫耐受，但它的信号转导受到 Smad7 的抑制。Smad7 是一种细胞内核蛋白，当 TGF-β 与 TGF-β 受体结合并激活下游信号通路时，Smad7 从细胞核释放进入细胞质，可通过抑制 Smad2/3 的磷酸化，或诱导 TGF-β I 型受体和 Smad2/3 的降解来实现负调控。Smad2 和 Smad3 是多种疾病中 TGF-β/Smads 信号转导的重要介质。被激活的 Smad2/3 可与 Smad4 及 DNA 结合辅因子共同形成复合物，并招募转录协同激活因子或协同抑制因子，使靶基因具有选择性（图6-4）。在 IBD 中，Smad7 过表达并拮抗 TGF-β 的抗炎活性。有研究表明，DC 和 T 细胞中 Smad7 的缺失可以增强 TGF-β 和 PDL2/1-PD1 的表达和信号传导，从而诱导 Treg 细胞极化，减轻炎症。上述机制促进了阻止 Smad7 蛋白转导的反义寡核苷酸药物孟格森（mongersen）的研发。孟格森在 UC 患者的 2 期试验（NCT02601300）已完成，但详细数据未公开发表。

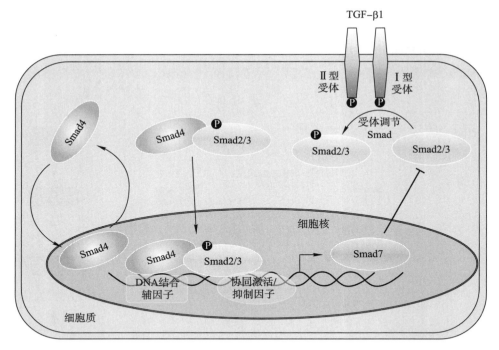

■ **图 6-4** Smad 在 IBD 发病中的作用机制

（五）其他

其他新型的正处于 UC 临床研究阶段的小分子化合物还有 IMU-838、ABX464、BT-11 等，应用前景良好（表 6-1）。

表 6-1 口服小分子化合物在 UC 治疗中的现状

种类	药物	靶点	临床研究	进展
JAK 抑制剂	托法替布	JAK1，JAK2，JAK3	–	美国 FDA/ 欧洲 EMA 获批
	乌帕替尼	JAK1	–	美国 FDA/ 欧洲 EMA/ 澳大利亚 / 韩国 / 日本获批
	非戈替尼	JAK1		欧洲 EMA/MHRA 获批
			NCT02914535	3 期临床研究
	培菲替尼	JAK1，JAK2，JAK3，TYK2	–	停止
	TD-1473	JAK1，JAK2，JAK3	NCT03758443	2b/3 期临床研究
	PF-06651600	JAK3	NCT02958865	2 期临床研究
	PF-06700841	JAK1，TYK2	NCT02958865	2 期临床研究
	BMS-986165	TYK2	NCT03934216	2 期临床研究
	伊他替尼	JAK1	NCT03627052	2 期临床研究
	OST-122	JAK3，TYK2，ARK5	NCT04353791	1b/2a 期临床研究
	SHR0302	JAK1	NCT03675477	2 期临床研究

续表

种类	药物	靶点	临床研究	进展
S1P 受体调节剂	奥扎莫德	S1P1，S1P5		美国 FDA/ 欧洲 EMA 获批
			NCT05369832	4 期临床研究
	艾曲莫德	S1P1，S1P4，S1P5	NCT03945188	3 期临床研究
PDE4 抑制剂	阿普米司特	PDE4	NCT02289417	2 期临床研究
	替托司特	PDE4	NCT00064441	3 期临床研究
Smad7 抑制剂	孟格森	Smad7	NCT02601300	2 期临床研究
其他	IMU-838	DHODH*	NCT03341962	2 期临床研究
	ABX464	MicroRNA-164	NCT04023396	2 期临床研究
	BT-11	LANCL2**	NCT03861143	2 期临床研究

注：*，DHODH 人二氢乳清酸脱氢酶；**，LANCL2 羊毛硫氨酸合成酶类 C 蛋白 2。

二、临床应用

托法替布是首个被批准并相对广泛用于治疗 UC 的小分子化合物。我国尚未获批托法替布治疗 IBD 的适应证，但临床上部分难治性 UC 患者应用托法替布可取得一定的疗效。我国 2023 年已批准乌帕替尼用于成人 IBD 治疗，但临床应用病例较少。因此，下面将重点介绍托法替布在 UC 治疗中的应用。

（一）品种及剂型

目前我国临床使用的托法替布为口服片剂，5 mg/ 片。

（二）适应证

托法替布适用于中重度活动性 UC 的成人患者，包括抗 TNF 制剂治疗失败的 UC 患者。也可用于 ASUC 挽救治疗。

（三）禁忌证

尽管药物说明书未提供任何禁忌证，根据相关文献和经验，建议以下情况选择托法替布治疗时宜谨慎。

（1）严重活动性感染，包括局部感染。

（2）严重肝功能损害。

（3）中性粒细胞绝对值（absolute neutrophil count，ANC）$< 500/mm^3$。

（4）淋巴细胞绝对值 $< 500/mm^3$。

（5）血红蛋白 < 80 g/L 或下降超过 20 g/L。

（四）用法及用量

1. 诱导缓解

口服，每日 2 次，每次 10 mg，持续至少 8 周；然后根据治疗反应调整药物为每日 2 次，每次 5 mg 或 10 mg。若每日 2 次、每次 10 mg 持续 16 周仍未达到内镜缓解，应停止继续使用。

2. 维持缓解

使用最低有效剂量以维持应答（每日 5 mg 或 10 mg）。目前，尚无足够的循证医学证据给出停用托法替布的时机建议。

3. 剂量调整

从药代动力学来看，患者的年龄、性别、体重和疾病基线严重程度对托法替布的口服清除率和药物分布容积并无显著的临床影响。托法替布主要通过肝代谢（70%），剩余活性药物通过肾排出体外。肝肾功能损害、服用 CYP3A4 抑制剂等患者使用托法替布时需要调整剂量。其他情况，包括中性粒细胞减少、淋巴细胞减少或贫血患者也应酌情调整托法替布剂量。

（1）因肝肾功能损害进行调整：中重度肾功能损害和中度肝功能损害患者使用托法替布时应将剂量从每日 2 次、每次 10 mg 减少到每日 2 次、每次 5 mg，或将每日 2 次、每次 5 mg 减少到每日 1 次、每次 5 mg。不建议重度肝损伤患者使用托法替布。

（2）因药物相互作用调整：服用 CYP3A4 抑制剂的患者使用托法替布时应将剂量从每日 2 次、每次 10 mg 减少到每日 2 次、每次 5 mg，或将每日 2 次、每次 5 mg 减少到每日 1 次、每次 5 mg。

（3）因血细胞减少进行剂量调整：① ANC 为 $500/mm^3 \sim 1\,000/mm^3$ 时，托法替布的剂量应从每日 2 次、每次 10 mg 减少到每日 2 次、每次 5 mg；ANC $> 1\,000/mm^3$ 后，托法替布的剂量可调整到每日 2 次、每次 10 mg。② ANC $< 500/mm^3$ 或经反复检验淋巴细胞绝对值 $< 500/mm^3$ 时，应立即停用托法替布。③血红蛋白 < 80 g/L 或下降超过 20 g/L 时，应中断托法替布治疗，直至血红蛋白值恢复正常。

（五）用药前筛查

托法替布可诱导部分中重度 UC 患者临床缓解，总体而言显示出良好的安全性。但托法替布并非对所有 UC 患者有效，且尚未在中国 UC 患者中广泛应用，可能会出现治疗无效或治疗不耐受的情况。少数患者还可能面临严重不良事件发生的风险。因此，用药前需对患者进行详细的筛查，充分解释并说明应用托法替布治疗 UC 的获益与风险，并签署知情同意书。用药期间密切随访。

与抗 TNF-α 制剂类似，JAK 抑制剂使结核分枝杆菌再激活概率增大。因此，治疗前需要了解患者既往结核暴露情况，并常规进行结核筛查。具体细节同 IFX。

使用 JAK 抑制剂治疗 UC 患者前，建议检测乙型肝炎病毒（HBV）并进行肝功能检查，包括 HBs、抗 HBc 和 HBsAg。若 HBsAg 呈阳性，则进一步完善 HBV-DNA。尽量避免 JAK 抑制剂在活动性 HBV 患者中的应用，以防止暴发性肝炎的发生。此外，治疗前还需进行丙型肝炎病毒（HCV）抗体检测，依结果而定是否检测 HCV-RNA。HCV-RNA 阳性患者应先完成抗 HCV 治疗。

有证据表明，高剂量托法替布增加静脉血栓栓塞风险。2019 年 5 月，美国 FDA 与欧洲 EMA 关注到，较高剂量（10 mg，每日 2 次）托法替布使类风湿关节炎患者发生静脉血栓栓塞和死亡的风险增加。随后，英国 MHRA 在 2020 年 3 月提出：存在静脉血栓栓塞危险因素的患者需谨慎考虑托法替布；除非没有合适的替代治疗，否则不建议对存在静脉血栓栓塞危险因素的 UC 患者进行 10 mg 每日 2 次剂量的维持治疗。危险因素包括年龄、肥胖、长时间制动、既往静脉血栓栓塞、心肌梗死（3个月内）、心力衰竭、恶性肿瘤、使用激素避孕药或激素替代疗法等。

（六）疗效监测及优化治疗

对于指导托法替布等新型小分子化合物制订出个性化给药方案的 TDM 策略尚不明确。用药前及用药期间应该详细了解病情和评估患者对托法替布的应答，用药过程中需监测不良反应。

目前大多数共识推荐托法替布诱导治疗时间至少 8 周，有研究显示延长至 16 周可以使在治疗 8 周无效的 1/3 ~ 1/2 患者获得缓解，诱导期剂量推荐 10 mg 每日 2 次，期间注意每周复查血常规、肝肾功能，根据患者应答情况于第 8 周或 16 周进行全面复评，包括临床症状评分、生物标志物（包括 CRP、FC 等），建议复查内镜评估黏膜愈合情况。若至 16 周仍无效则评定为托法替布无应答，或者出现不良反应不能纠正或耐受，均应更改治疗方案，根据患者严重度、活动度、病变范围、有无并发症和肠外表现及既往治疗方案，酌情更换为生物制剂、免疫抑制剂甚或手术治疗，同时注意综合治疗包括排除感染、营养治疗等。若第 8 周或 16 周患者进入缓解期，随后进入维持治疗期，托法替布剂量减至 5 mg 每日 2 次，期间每 1 ~ 3 个月监测血常规、肝肾功能、CRP、FC 及有无血栓事件、感染、肿瘤等；建议 6 ~ 12 个月复查内镜评估黏膜愈合。关于维持治疗的时间或者停药时间尚无共识。OCTAVE Sustain 研究显示每日 10 mg（5 mg，每日 2 次）和每日 20 mg（10 mg，每日 2 次）维持治疗 52 周时临床缓解率分别为 34.3% 和 40.6%，高于 24 周，表明高剂量和延长疗程可以增加维持缓解率。OCTAVE Open 研究观察了托法替布长期（36 个月）维持治疗对 UC 患者的效果，结果表明两种剂量托法替布均能长期有效维持缓解，最长达 7 年，且安全性可控。OCTAVE Open 研究中使用托法替布 10 mg 每日 2 次 2 年以上并维持缓解稳定 6 个月以上的患者被纳入一项 3b/4 期随机双盲研究 RIVETING（NCT03281304），随后被随机分配至 5 mg 组（减量至 5 mg，每日 2 次）和 10 mg 组

（继续 10 mg，每日 2 次），结果显示 5 mg 组 77.1% 的患者仍能维持缓解，尤其是已经达到黏膜愈合的患者维持缓解率明显高于未达到黏膜愈合者（82.4% *vs* 63.2%）。既往未使用过抗 TNF 制剂的患者维持缓解率高于既往有使用史者（79.0% *vs* 74.1%）。以上结果表明适当延长诱导治疗期和维持治疗时间、达到黏膜愈合后再减量及既往有生物制剂使用史者不要过早减量等，有助于优化托法替布的使用，能增加疗效、减少复发和失应答。

另外，当维持治疗期再次复发或者患者因其他原因中断治疗后，能否通过重启托法替布治疗或者增加剂量重新获得应答呢？OCTAVE Open 研究结果显示，当 5 mg 每日 2 次失应答后，将剂量增加至 10 mg 每日 2 次可以使超过一半的患者重获缓解。OCTAVE Sustain 研究也发现 10 mg 每日 2 次减量至 5 mg 每日 2 次的患者中约 25.2% 出现复发，再次增加剂量后近一半患者能重新获得长期缓解（12 个月时 48.7% 维持缓解）。真实世界研究数据与上述结果相似。

患者因为感染、妊娠等原因中断治疗后再次重启托法替布治疗的疗效和安全性目前并不明确。因为免疫原性低，因此中断后再重启产生抗药抗体的风险比生物制剂低很多。OCTAVE Sustain 研究显示中断治疗后维持缓解率明显下降（基线期 98.9%，8 周时 21.7%，52 周时 19.0%），出现失效的时间在 3～4 个月（达到临床缓解者 169 d，临床有反应但未缓解者 123 d）。重启治疗后，约 40% 的患者可重获缓解（2 个月时 39.0%，36 个月时 37.4%），尤其是诱导治疗 8 周能达到黏膜愈合的患者，在重启治疗后 36 个月时 60.6% 的患者可维持临床缓解。以上研究表明托法替布中断治疗后在 6 个月内大部分患者会出现复发，重启治疗后 40%～60% 的患者可以重获应答。

因此，在托法替布使用前及使用过程中需全面评估并注意动态监测，根据病情严重和复杂程度、有无预后不良相关危险因素、既往治疗反应及患者本身状态（有无妊娠、合并病等）、有无不良反应等，建议按如下流程优化托法替布的治疗（图 6-5）：给与能耐受的相对高剂量，诱导时间可酌情延长至 16 周，维持时间及停药时机目前无定论，注意勿过早停药及减量（建议达到黏膜愈合后减量，既往有生物制剂使用史者缓慢减量），不建议间断性治疗，失应答后通过增加剂量可使约半数患者恢复应答，中断治疗后重启也可以使 40% 以上患者重获应答。

近来有一些病例报道托法替布与生物制剂或免疫抑制剂（如硫唑嘌呤和环孢素）联合使用，对部分难治性 UC 可以获得疗效，但有效性及安全性尚不明确，联用的剂量、间隔、停药或撤药时机等均缺乏规范化建议。

托法替布用于 UC 治疗在临床实际应用中仍缺乏真实世界数据，包括对其疗效的预测。最新研究表明，UC 内镜严重程度指数（ulcerative colitis endoscopic index of severity，UCEIS）、诱导后 2 周 CRP 和白蛋白水平改善有助于预测托法替布的疗效。

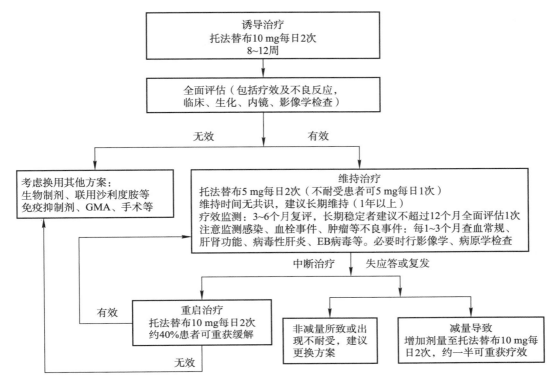

■ **图 6-5** 托法替布的优化治疗（建议）

但是该研究属于单中心、观察性的回顾性研究，样本例数和纳入评判指标少，有必要对托法替布的疗效和持续性的预测因素进行深入研究。

（七）不良反应

队列研究中，安慰剂组和托法替布组出现不良事件和严重不良事件的患者比例相似。据研究报道，托法替布总的不良反应发生率为 15.7%，其中严重不良反应发生率为 5.8%。常见不良反应包括流感、头痛和鼻咽炎。感染相关不良反应包括肛周脓肿、蜂窝织炎、艰难梭菌感染、外耳炎、肺炎和疖。其他不良反应包括带状疱疹、心血管事件、肠道穿孔、非黑色素瘤皮肤癌、血清胆固醇水平升高等。

1. **严重感染**

托法替布治疗 UC 每 100 患者·年严重感染的发生率为 2.0（95%CI：1.4 ~ 2.8）。其中，以下 4 种严重感染发生率较高：阑尾炎、肛周脓肿、严重疱疹病毒感染和艰难梭菌感染。OCTAVE1 和 OCTAVE2 研究显示接受托法替布治疗的 UC 患者带状疱疹发生率高达 5.1%。需要注意的是，疱疹病毒感染的风险具有剂量依赖性。每日 2 次服用 10 mg 与每日 2 次服用 5 mg 的患者相比，发生疱疹病毒感染的风险增加。高龄、抗 TNF 制剂既往失效和非白人种族是疱疹病毒的重要危险因素。疱疹病毒感染通常不会导致托法替布永久性治疗中断，接种疱疹病毒疫苗可能是一种有效的预防策略。机会性感染包括巨细胞病毒肠炎、肺隐球菌病、组织胞浆菌病等，IR 值为 1.3（95%CI：0.8 ~ 2.0）。因此，在使用托法替布治疗期间和治疗后，应密切监测患者感染相关的体征和症状。如果患者出现严重感染，应中断托法替布治疗。

2. 恶性肿瘤和淋巴细胞增殖性疾病

一项包括 1 220 例患者的 UC 临床对照研究（8 周诱导期和 52 周维持期）显示，接受托法替布治疗组未观察到实体癌或淋巴瘤。但在长期延长的开放性标签研究中，口服 10 mg 每日 2 次的患者更容易发生恶性肿瘤（不包括非黑色素瘤皮肤癌），$IR = 0.7$（95%CI：0.3 ~ 1.2）。所观察到的恶性肿瘤有宫颈癌、肝血管肉瘤、胆管癌、皮肤平滑肌肉瘤、EB 病毒相关淋巴瘤、肾癌、原发性血小板增多症、急性髓系白血病、结肠腺癌、肺癌和乳腺癌。非黑色素瘤皮肤癌在整个队列中的 IR 可达到 0.7（95%CI：0.3 ~ 1.2）。年龄和既往抗 TNF 制剂失效是非黑色素瘤皮肤癌发生显著的危险因素。尽管恶性肿瘤整体发生概率不高，但托法替布治疗期间仍需警惕恶性肿瘤的发生，对于皮肤癌风险较高的患者，建议定期进行专科检查。

3. 胃肠道穿孔

UC 患者使用托法替布发生胃肠道穿孔的概率较低，为 0.2（95%CI：0.0 ~ 0.5）。目前尚不清楚胃肠道穿孔发生的相关因素，具有胃肠道穿孔风险的患者应该慎用该药物，如严重活动性 UC。若托法替布使用过程中，患者出现新发腹部症状和体征，应及早识别。由于 JAK 抑制剂的效应，患者的发热症状和急性炎性标志物可能会受到掩盖。

4. 深静脉血栓

静脉血栓栓塞（深静脉血栓和肺栓塞）已被确定为托法替布治疗的一个重要潜在风险。两项队列研究的安全性分析显示，发生静脉血栓的患者均接受了每日 2 次、每次 10 mg 的药物治疗。这些数据表明有静脉血栓危险因素的患者开始服用托法替布前要仔细评估风险效益，剂量降低到临床上可行的最低剂量，并监测深静脉血栓栓塞的临床体征，特别是每日 2 次、每次 10 mg 的患者更需要加强监测。

5. 实验室检查异常

使用托法替布时建议定期监测实验室血清学指标尤其是血常规、肝功能、肾功能和血脂，以实时指导药物剂量调整决策，避免严重不良事件发生。

（八）特殊人群应用

1. 疫苗接种

避免活疫苗接种与托法替布给药同时进行。活疫苗接种和托法替布治疗之间的间隔应符合目前关于免疫抑制剂的疫苗接种指南。英国胃肠病 IBD 管理共识指出，接种活疫苗后 4 周内不能使用托法替布，停用生物制剂后 3 个月内不得接种活疫苗。活疫苗包括卡介苗、水痘疫苗、脊髓灰质炎疫苗、麻疹疫苗、腮腺炎病毒疫苗、风疹病毒疫苗、乙型脑炎疫苗等。

2. 手术患者

托法替布在 UC 相关手术患者的应用数据有限，未发现托法替布与腹部手术后并发症风险增加有关。

3. 妊娠期患者

根据动物研究，托法替布可能影响胚胎发育。不建议托法替布应用于妊娠 UC 患者。因此，UC 患者应做好孕前咨询，孕期管理需要多学科团队的合作。

4. 老年患者

目前托法替布对老年性 UC 的疗效和安全性研究证据较为缺乏。研究指出年龄与使用托法替布引起的严重疱疹病毒感染和恶性肿瘤风险增加有关。同时，老年患者还需注意肝、肾功能监测及药物相互作用的问题。

第三节　在克罗恩病中的应用

目前被研发用于治疗克罗恩病（CD）的小分子化合物主要包括以下 3 类：JAK 抑制剂、S1P 受体调节剂和 Smad7 抑制剂（表 6-2）。目前国内外尚未批准小分子化合物用于 CD 的治疗。

一、用于 CD 治疗的相关进展

（一）JAK 抑制剂

2019 年一项荟萃分析研究了包括托法替布、非戈替尼和乌帕替尼在内的多种 JAK 抑制剂与安慰剂相比治疗 CD 和 UC 的有效性和安全性，结果表明 JAK 抑制剂可有效诱导 CD 的临床缓解及 UC 的临床、内镜缓解，但感染并发症也相应增加。

1. 托法替布

托法替布可有效诱导和维持中重度 UC 患者临床及内镜缓解，但对 CD 患者疗效较差，这也说明 JAK 通路可能通过不同的机制参与 UC 及 CD 的发生发展。在一项纳入了 139 例中重度 CD 患者的 2 期临床研究（NCT00615199）中，托法替布各治疗组（1 mg/5 mg/15 mg，每日 1 次）临床应答率分别为 38%、58% 和 46%，与安慰剂组（47%）无显著性差异；临床缓解率分别为 31%、24%、14%，与安慰剂组（21%）无显著性差异。安全性方面，托法替布各治疗组与安慰剂组之间不良反应及严重不良反应发生率相似，常见不良反应包括恶心、呕吐、腹痛和疾病加重。另外两项 2b 期临床研究（NCT01393626 和 NCT01393899）结果显示，接受不同剂量

表 6-2　小分子化合物在 CD 治疗中的现状

种类	药物	靶点	临床研究	进展
JAK 抑制剂	托法替布	JAK1，JAK2，JAK3	–	停止
	非戈替尼	JAK1	NCT02914561 NCT02914600	3 期临床研究
	乌帕替尼	JAK1	NCT03345836 NCT03345823 NCT03345849	美国 FDA/ 欧盟 / 中国获批成人 CD
	TD-1473	JAK1，JAK2，JAK3	NCT03635112	2 期临床研究
	PF-06651600	JAK3	NCT03395184	2 期临床研究
	PF-06700841	JAK1，TYK2	NCT03395184	2 期临床研究
	BMS-986165	TYK2	NCT03599622 NCT04877990	2 期临床研究
	SHR0302	JAK1	NCT03677648	2 期临床研究
S1P 受体调节剂	奥扎莫德	S1P1，S1P5	NCT03440372 NCT03464097 NCT03440385 NCT03467958	3 期临床研究
	拉喹莫德	喹诺酮 -3- 羧基	NCT00737932	2 期临床研究
	艾曲莫德	S1P1，S1P4，S1P5	NCT04173273	2/3 期临床研究
	阿米塞莫德	S1P1	NCT02378688	2 期临床研究
Smad7 抑制剂	孟格森	Smad7	NCT02596893	3 期临床研究
其他	ABX464	MicroRNA-164	NCT03905109	2 期临床研究
	BT-11	LANCL2	NCT03870334	2 期临床研究

托法替布（5 mg/10 mg，每日 2 次）治疗的患者临床缓解率与安慰剂组无显著性差异。在其扩展研究（NCT01470599）中，将第 26 周达到临床缓解的患者纳入托法替布（5 mg，每日 2 次）维持治疗组，其余患者纳入托法替布（10 mg，每日 2 次）组。治疗第 48 周，5 mg 组及 10 mg 组患者不良反应发生率相似，最常见的不良反应为 CD 病情加重（33.9% *vs* 19.3%），感染率分别为 50.0% 及 47.7%，停药率分别为 17.7% 及 45.5%。虽然以上关于托法替布疗效的结论可能与药物剂量不足及治疗时间过短有关，但其治疗相关的高停药率和感染率仍导致其治疗 CD 的临床研究被全面终止。此外，有研究提出，对一些难治性 CD，托法替布与生物制剂联用可诱导患者临床及内镜缓解，但尚需更大样本量研究进一步证实。

2. 非戈替尼

一项随机、双盲、安慰剂对照的 2 期临床研究（NCT02048618）纳入 9 个欧洲国家共 52 个医疗中心的 174 例中重度 CD 患者，分为非戈替尼组（200 mg，每日 1 次）和安慰剂组。经过 10 周的治疗，非戈替尼组临床缓解率为 47%，显著高于安慰剂组（23%），且在未接受抗 TNF-α 制剂治疗的患者中疗效差异更明显（60% *vs* 13%），显示非戈替尼可有效诱导活动性 CD 患者的临床缓解。但非戈替尼组的内镜应答和黏膜愈合率与安慰剂组无显著性差异。安全性方面，非戈替尼组与安慰剂组不良反应发生率相似，分别为 75% 和 67%；严重不良反应发生率为 9% 和 4%；非戈替尼组严重感染率为 3%，而安慰剂组无严重感染的患者。因此，相对于安慰剂，非戈替尼治疗 CD 的严重不良反应，尤其是严重感染率相对较高。另一项 2 期临床研究（NCT03046056）评估了非戈替尼对小肠 CD 的疗效，据目前美国国立卫生院的临床研究网站公布数据显示，接受非戈替尼 200 mg 每日 1 次治疗的患者第 10 周克罗恩病活动指数（Crohn disease activity index，CDAI）下降 105 分，而安慰剂组下降 57 分。关于非戈替尼治疗合并肛瘘 CD 患者的临床研究（NCT03077412）已经完成，详细结果尚未发表。此外，非戈替尼治疗 CD 的大型 3 期临床研究（NCT02914561 和 NCT02914600）正在进行中，预计分别于 2022 年底和 2025 年 5 月完成。届时，将进一步明确非戈替尼的疗效和安全性。

3. 乌帕替尼

CELEST 2 期临床研究（NCT02365649）研究了乌帕替尼治疗 CD 的有效性和安全性，共纳入 220 例对免疫抑制剂或抗 TNF-α 制剂不耐受或疗效欠佳的 CD 患者，并等比例随机分配至安慰剂组或乌帕替尼各治疗组（3 mg/6 mg/12 mg/24 mg 每日 2 次或 24 mg 每日 1 次）。经过 16 周的治疗，乌帕替尼各治疗组的临床缓解率与安慰剂组相比无显著性差异；治疗第 12 或第 16 周，安慰剂组无患者出现内镜缓解，而乌帕替尼各治疗组的内镜缓解率分别 10%（$P < 0.1$）、8%（$P < 0.1$）、8%（$P < 0.1$）、22%（$P < 0.01$）和 14%（$P < 0.05$）。关于乌帕替尼的安全性，安慰剂组和乌帕替尼各组之间的不良反应发生率无显著差异。乌帕替尼最常见的不良反应包括头痛、CD 病情加重、上呼吸道感染、尿路感染和急性胰腺炎等。两项诱导治疗 3 期研究（NCT03345836，NCT03345849）均显示乌帕替尼组临床缓解率显著高于安慰剂组（39% *vs* 21%，49% *vs* 29%）。此外，与安慰剂组相比，乌帕替尼组内镜反应率也显著升高（35% *vs* 4%，46% *vs* 13%）。上述两项 3 期诱导研究中乌帕替尼治疗有效的患者被纳入另一项随机、双盲、安慰剂对照 3 期临床研究（NCT03345823），结果显示，维持治疗第 52 周，15 mg 及 30 mg 乌帕替尼组临床缓解及内镜缓解率显著高于安慰剂组。随后，3 项 3 期临床研究（包括 U-EXCEED、U-EXCEL 两项诱导性研究，以及 U-ENDURE 维持研究）结果发布，表明 45 mg 每日 1 次，在第 12 周时，临床及内镜反应率均明显高于安慰剂；而 30 mg、15 mg 每日 1 次，在第 52 周时，疗效也明显高于安慰剂。基于上述研究结果，2023 年 4—6

月，欧盟、美国 FDA 及中国相继批准乌帕替尼用于成人 CD 治疗。

4. TD-1473

TD-1473 可有效控制 UC 患者临床、内镜及组织病理学疾病活动，且耐受性良好。关于 TD-1473 治疗 CD 的疗效尚不明确，相关 2 期临床研究（NCT03635112）已被终止。

5. 其他

PF-06651600 和 PF-06700841 分别选择性抑制 JAK3 和 JAK1、TYK2。一项 2 期临床研究（NCT03395184）正在招募受试者以探索这两种 JAK 抑制剂治疗 CD 的安全性及疗效，预计将于 2024 年完成。其他用于治疗 CD 的 JAK 抑制剂如 BMS-986165 的研发处于招募受试者阶段（NCT03599622、NCT04877990），SHR0302（NCT03677648）治疗 CD 的 2 期临床研究已于 2021 年 12 月完成，研究结果尚未公布。

（二）S1P 受体调节剂

目前处于研发阶段用于治疗 CD 的 S1P 受体调节剂包括奥扎莫德、拉喹莫德、艾曲莫德和阿米塞莫德。

1. 奥扎莫德

一项 2 期临床研究（NCT02531113）显示，69 例中重度活动性 CD 患者接受奥扎莫德治疗后，临床、内镜及病理组织学表现较治疗前明显改善。更多 3 期临床研究（NCT03440372、NCT03464097、NCT03440385 和 NCT03467958）正在进行中，期待进一步明确奥扎莫德对中重度活动性 CD 患者的疗效及安全性。

2. 拉喹莫德

拉喹莫德具有高度口服生物利用度，目前被评估用于治疗 CD、多发性硬化和狼疮性肾炎等疾病。基础研究表明，在慢性结肠炎模型中，拉喹莫德对抗原提呈细胞和 T 细胞起直接抑制作用，可降低促炎症细胞因子水平。在一项评估拉喹莫德对中重度活动性 CD 疗效与安全性的 2 期临床研究中（NCT00737932），相比安慰剂组，拉喹莫德组（0.5 mg，每日 1 次）患者临床缓解率、临床应答率均显著升高，拉喹莫德各治疗组和安慰剂组的总不良反应发生率相似。未来还需 3 期临床研究进一步明确其治疗 CD 的疗效与安全性。

3. 艾曲莫德

艾曲莫德可有效诱导 UC 患者的临床及内镜缓解，但其治疗 CD 的有效性及安全性尚不明确，目前 2 期和 3 期临床研究（NCT05033340 和 NCT04173273）正在开展。

4. 阿米塞莫德

阿米塞莫德（amiselimod）是一种选择性 S1PR1 调节剂，一项 2 期多中心临床研究（NCT02378688）共纳入 78 例 CD 患者，以评估阿米塞莫德治疗中重度 CD 的安全性及有效性，目前研究已完成，详细数据尚未公布。

（三）Smad7 抑制剂

孟格森是 Smad7 mRNA 的反义寡核苷酸链，可被靶向输送至末端回肠及右半结肠肠腔，特异性结合 Smad7 mRNA 终止其蛋白表达，促进 TGF-β1 表达并减少促炎症细胞因子的产生，起到治疗 CD 的作用。

多项临床研究明确了孟格森治疗 CD 的有效性。在一项 1b 期临床研究（NCT02367183）中，孟格森治疗第 12 周，37% 的患者达到内镜缓解；32%、35% 和 48% 的患者分别在治疗第 4、8 和 12 周达到了临床缓解；CDAI 较治疗前均明显下降。另一项双盲、安慰剂对照的 2 期临床研究（EudraCT NO.2011-002640-27）中，接受孟格森（40 mg/160 mg，每日 1 次）治疗的患者临床反应率及临床缓解率显著高于安慰剂组。各组之间不良反应发生率相似，说明孟格森是安全可耐受的。另一项 2 期临床研究（NCT02685683）显示，口服孟格森 160 mg/d 第 4 周、8 周、12 周的临床缓解率分别为 38.9%、55.6% 和 50.0%，临床应答率分别为 72.2%、77.8% 和 77.8%。以上 1、2 期临床研究均表明孟格森对 CD 的治疗有效。

然而，在近年一项大型 3 期临床研究中（NCT02596893），接受孟格森和安慰剂治疗的 CD 患者在第 12 周及第 52 周临床缓解率差异无统计学意义。该结果说明孟格森对 CD 无效，因此研究提前终止。另一项 3 期临床研究（NCT02641392）也因临床及内镜疗效欠佳被提前终止。

（四）其他

其他还有一些针对 CD 治疗的小分子化合物如 BT-11（NCT03870334）、ABX464（NCT03905109）正处于研发阶段。

二、临床应用

我国于 2023 年 6 月批准乌帕替尼用于成人中重度 CD 治疗，目前临床应用病例较少，仅少数单中心个例使用，因此尚缺乏相关数据。

第四节　问题及展望

目前，多种小分子化合物显示对难治性 IBD（主要是 UC）有一定疗效，迄今被批准临床应用的小分子化合物包括托法替布、乌帕替尼和奥扎莫德，托法替布还被一些国家推荐用于 ASUC 的挽救治疗，但我国尚未批准托法替布用于 IBD 治疗，因此临床数据缺乏，仅有一些小样本用于难治性 UC 的临床病例报道，也有与其他生物制剂联用的尝试。乌帕替尼虽在我国应用经验少，但其临床研究结果显示出可喜的疗效。还有多种药物如奥扎莫德等正在进行 3 期临床研究，表明小分子化合物具有较广阔的应用前景，相信还会有针对新的靶点的药物不断被开发出来。但多种小分子化合物对 CD 未显示出良好疗效或无效，也进一步提示 CD 与 UC 具有不同发病机制，仍需加强对 IBD 确切的发生发展机制及病因的深入研究，这也是真正实施精准靶向治疗的前提。另外，小分子化合物的安全性问题值得警惕，如托法替布报道了相关的感染、血栓事件还有肿瘤等不良反应，更高选择性的 JAK 抑制剂可能克服上述缺点，如乌帕替尼似乎显示安全性更好。总之，小分子化合物值得进一步研发和期待。

（凌方梅　李俊蓉　朱良如）

参 考 文 献

［1］Danese S，Vermeire S，Zhou W，et al. Upadacitinib as induction and maintenance therapy for moderately to severely active ulcerative colitis：results from three phase 3，multicentre，double-blind，randomised trials [J]. Lancet，2022，399：2113-2128.

［2］Nash P，Kerschbaumer A，Dörner T，et al. Points to consider for the treatment of immune-mediated inflammatory diseases with Janus kinase inhibitors：a consensus statement [J]. Ann Rheum Dis，2021，80（1）：71-87.

［3］Ben Ghezala I，Charkaoui M，Michiels C，et al. Small molecule drugs in inflammatory bowel diseases [J]. Pharmaceuticals（Basel），2021，14（7）：637.

［4］Varyani F，Argyriou K，Phillips F，et al. Profile of tofatinib in the treatment of ulcerative colitis：an evidence-based review of recent data [J]. Drug Des Devel Ther，2019，13：4091-4105.

［5］Troncone E，Marafini I，Del Vecchio Blanco G，et al. Novel therapeutic options for people with ulcerative colitis：an update on recent developments with Janus kinase（JAK）inhibitors [J]. Clin Exp Gastroenterol，2020，13：131-139.

［6］Nadpara N，Reichenbach Z W，Ehrlich A C，et al. Current status of medical therapy for inflammatory bowel disease：the wealth of medications [J]. Dig Dis Sci，2020，65（10）：2769-2779.

［7］Ishida N，Miyazu T，Tamura S，et al. Real-world efficacy and safety monitoring for predicting continuation of tofatinib therapy in patients with ulcerative colitis [J]. Dig Dis Sci，2021，1-9.

［8］Nwaogu A，Bond A，Smith P J. Guideline review：tofatinib for adults with moderately to severely active ulcerative colitis–NICE guidance [J]. Frontline Gastroenterol，2021，12（2）：133-136.

［9］Amiot A，Bouguen G，Bonnaud G，et al. Clinical guidelines for the management of inflammatory bowel disease：update of a French national consensus [J]. Dig Liver Dis，2021，53（1）：35-43.

［10］Lamb C A，Kennedy N A，Raine T，et al. British society of gastroenterology consensus guidelines on the management of inflammatory bowel disease in adults [J]. Gut，2019，68（3）：1-106.

［11］Singh S，Murad M H，Fumery M，et al. First- and second-Line pharmacotherapies for patients with moderate to severely active ulcerative colitis：an updated network meta-analysis [J]. Clin Gastroenterol Hepatol，2020，18（10）：2179–2191.

［12］D'Amico F，Parigi T L，Fiorino G，et al. Tofatinib in the treatment of ulcerative colitis：efficacy and safety from clinical trials to real-world experience [J]. Therap Adv Gastroenterol，2019，12：1756284819848631.

［13］Irving P M，Leung Y，Dubinsky M C. Review article：guide to tofacitinib dosing in patients with ulcerative colitis [J]. Aliment Pharmacol Ther，2022，56（7）：1131–1145.

［14］Calvet X，Carpio D，Rodríguez-Lago I，et al. Risk of infection associated with Janus Kinase （JAK）inhibitors and biological therapies in inflammatory intestinal disease and rheumatoid arthritis Prevention strategies [J]. Gastroenterol Hepatol，2021，44（8）：587–598.

［15］Sandborn W J，Panés J，D'Haens G R，et al. Safety of tofatinib for treatment of ulcerative colitis，based on 4.4 years of data from global clinical trials [J]. Clin Gastroenterol Hepatol，2019，17（8）：1541–1550.

［16］Deepak P，Alayo Q A，Khatiwada A，et al. Safety of tofatinib in a real-world cohort of patients with ulcerative colitis [J]. Clin Gastroenterol Hepatol，2021，19（8）：1592–1601.

［17］Ma C，Battat R，Dulai P S，et al. Innovations in oral therapies for inflammatory bowel disease [J]. Drugs，2019，79（12）：1321–1335.

［18］Curtis J R，Regueiro M，Yun H，et al. Tofatinib treatment safety in moderate to severe ulcerative colitis：comparison of observational population cohort data from the IBM marketscan administrative claims database with tofatinib trial data [J]. Inflamm Bowel Dis，2021，27（9）：1394–1408.

［19］Gisbert J P，Chaparro M. Safety of new biologics（vedolizumab and ustekinumab）and small molecules（tofatinib）during pregnancy：a review [J]. Drugs，2020，80（11）：1085–1100.

［20］Feagan B G，Danese S，Loftus EV Jr，et al. Filgotinib as induction and maintenance therapy for ulcerative colitis（SELECTION）：a phase 2b/3 double-blindrandomised，placebo-controlled trial [J]. Lancet，2021，397（10292）：2372–2384.

［21］Sandborn W J，Feagan B G，D'Haens G，et al. Ozanimod as induction and maintenance therapy for ulcerative colitis [J]. N Engl J Med，2021，385（14）：1280–1291.

［22］Garrido I，Lopes S，Macedo G. Hit the road JAK! the role of new oral treatment in inflammatory bowel disease [J]. Inflamm Bowel Dis，2021，27（12）：2010–2022.

［23］Lee S D，Singla A，Harper J，et al. Safety and efficacy of tofatinib in combination with biologic therapy for refractory Crohn's disease [J]. Inflamm Bowel Dis，2022，28（2）：309–313.

［24］Vermeire S，Schreiber S，Petryka R，et al. Clinical remission in patients with moderate-to-severe Crohn's disease treated with filgotinib（the FITZROY study）：results from a phase 2，double-blind，randomised，placebo-controlled trial [J]. Lancet，2017，389（10066）：266–275.

［25］Sandborn W J，Feagan B G，Loftus E V Jr，et al. Efficacy and safety of upadacitinib in a randomized trial of patients with Crohn's disease [J]. Gastroenterology，2020，158（8）：2123–2138.

［26］Lucaciu L A，Seicean R，Seicean A. Small molecule drugs in the treatment of inflammatory bowel diseases：which one，when and why? – a systematic review[J]. Eur J Gastroenterol Hepatol，2020，32（6）：669–677.

［27］Feagan B G，Sandborn W J，Danese S，et al. Ozanimod induction therapy for patients with moderate to severe Crohn's disease：a single-arm，phase 2，prospective observer–blinded endpoint study[J]. Lancet Gastroenterol Hepatol，2020，5（9）：819–828.

［28］Vermeire S，Chiorean M，Panés J，et al. Long–term safety and efficacy of etrasimod for ulcerative colitis：results from the open-label extension of the OASIS study [J]. J Crohns Colitis，2021，15（6）：950–959.

［29］Feagan B G，Sands B E，Rossiter G，et al. Effects of mongersen（GED–0301）on endoscopic and clinical outcomes in patients with active Crohn's disease [J]. Gastroenterology，2018，154（1）：61–64.

［30］Marafini I，Stolfi C，Troncone E，et al. A pharmacological batch of mongersen that downregulates smad 7 is effective as induction therapy in active Crohn's disease：a phase Ⅱ，open–label study[J]. BioDrugs，2021，35（3）：325–336.

［31］Sands B E，Feagan B G，Sandborn W J，et al. Mongersen（GED–0301）for Active Crohn's disease：results of a phase 3 Study [J]. Am J Gastroenterol，2020，115（5）：738–745.

［32］Fernández–Clouet A，Castro–Poceiro J，Panés J. JAK inhibition：the most promising agents in the IBD pipeline? [J] . Curr Pharm Des，2019，25（1）：32–40.

［33］Salas A，Hernandez–Rocha C，Duijvestein M，et al. JAK–STAT pathway targeting for the treatment of inflammatory bowel disease [J]. Nat Rev Gastroenterol Hepatol，2020，17（6）：323–337.

［34］Tsai HC，Han MH. Sphingosine-1-phosphate（S1P）and S1P signaling pathway：therapeutic targets in autoimmunity and inflammation [J]. Drugs，2016，76（11）：1067–1079.

［35］Li H，Zuo J，Tang W. Phosphodiesterase–4 inhibitors for the treatment of inflammatory diseases[J]. Front Pharmacol，2018，17（9）：1048.

［36］Hu Y，He J，He L，et al. Expression and function of smad 7 in autoimmune and inflammatory diseases [J]. J Mol Med（Berl），2021，99（9）：1209–1220.

第七章
粒细胞单核细胞吸附法

第一节　概　　述

　　1914 年，约翰霍普金斯大学在动物实验中进行了血浆的去除和红细胞的回输。从那时起，血浆置换、血小板置换等单采技术逐渐应用于临床。血细胞分离最初用于白血病、肿瘤、类风湿关节炎等疾病，后来逐渐应用于治疗 IBD。20 世纪 80 年代，日本朝日医疗株式会社开发了一种商业名称为 Cellsorba 的新型体外白细胞去除过滤器，该过滤器由聚酯圆柱形无纺布组成，使用这种过滤器可以在体外循环过程中从全血中部分去除白细胞。白细胞去除过滤器可以减少激活的白细胞数量及血清中促炎症细胞因子的水平。

　　粒细胞单核细胞吸附法（GMA）是将患者体内部分血液引出体外，血液经过吸附性血液净化器，白细胞中的部分粒细胞和单核细胞选择性被吸附，净化后的血液回输到患者体内从而改善、缓解 IBD 的一种体外循环疗法（图 7-1）。以 Adacolumn

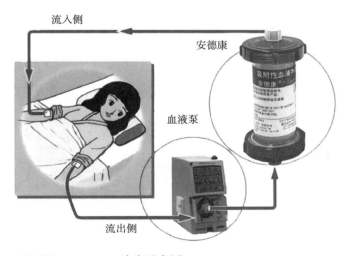

■ 图 7-1　GMA 治疗示意图

（安德康）为例，该设备由吸附性血液净化装置（图 7-2A）、吸附性血液净化器（安德康）（图 7-2B）、血液净化装置的体外循环血路（图 7-2C）三部分组成。其中安德康吸附柱为主要功能单位，长度 206 mm，直径 60 mm，容量 335 mL，其填充直径为 2 mm 的醋酸纤维素小球 220 g 作为单采血液成分载体（图 7-3）。外周血中约 65% 的粒细胞、55% 的单核细胞和相当一部分的淋巴细胞被清除。

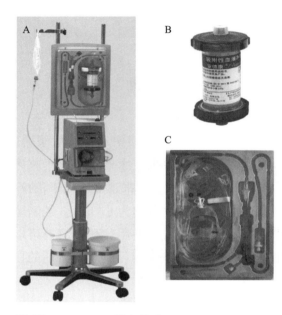

■ **图 7-2** GMA 设备构成

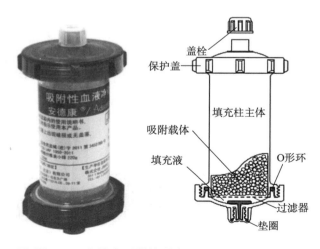

■ **图 7-3** 安德康吸附柱示意图

第二节　治疗炎症性肠病的机制

一、GMA 原理

　　GMA 的基本原理主要为选择性地吸附粒细胞和单核细胞，并且安德康可选择性吸附血浆中的 IgG 片段和免疫复合物，进而激活补体片段 C3a、C5a、C3bi 等，在吸附器内释放活性氧等，出现与炎症局部类似的炎症反应；通过吸附器后的白细胞发生功能变化，表现为细胞表面的黏附分子如 L- 选择素（L-selectin）表达能力下降，炎症细胞因子的产生能力下降而产生抗炎症细胞因子能力增加；发挥体内的抗炎作用，通过吸附去除粒细胞，动员骨髓中的未成熟粒细胞转移到末梢血，而这些未成熟的粒细胞不易浸润到炎症部位，且炎症作用明显减弱（图 7-4）。

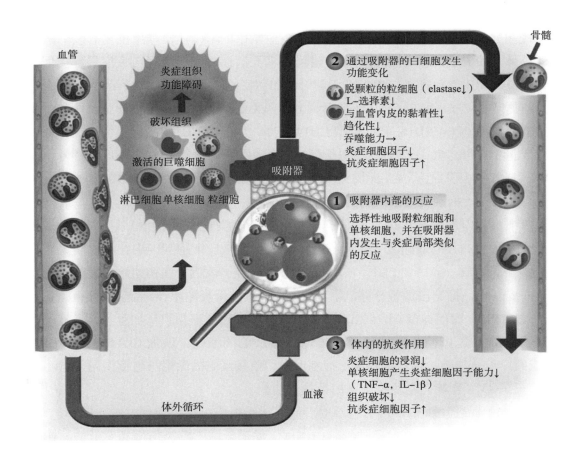

■ 图 7-4　GMA 治疗的基本原理

有研究表明，进入选择性白细胞吸附柱安德康之前的 IBD 患者外周血中性粒细胞及单核细胞数量分别为（6.8 ± 1.3）$\times 10^3/\mu L$、（0.28 ± 0.08）$\times 10^3/\mu L$，而从吸附柱流出的外周血中性粒细胞及单核细胞数量分别显著下降至（2.4 ± 0.4）$\times 10^3/\mu L$、（0.12 ± 0.04）$\times 10^3/\mu L$。虽然安德康吸附柱能够吸附 65% 中性粒细胞、55% 单核细胞，但 3～4 d 后外周血中性粒细胞数量并未显著低于正常范围。因此，GMA 通过安德康去除过度活化的免疫细胞如中性粒细胞、单核/巨噬细胞，以减轻致炎细胞及其释放的物质对机体的免疫攻击，达到保护器官的目的。

二、GMA 治疗 IBD 的可能机制

IBD 发病过程中遗传易感性、肠道菌群、免疫等因素共同参与，导致肠道黏膜多种免疫细胞功能调节失衡，一系列的细胞因子表达及释放，引起 IBD 发生发展。由于 IBD 属于消化自身免疫病的范畴，GMA 治疗 IBD 的机制研究也都集中在 GMA 对免疫细胞及相关细胞因子的调控方面。

（一）GMA 选择性减少炎性白细胞的数目，抑制炎症反应

安德康吸附柱能够吸附外周血中 65% 中性粒细胞、55% 单核细胞及 2% 淋巴细胞，机制如下：安德康吸附柱可选择性吸附血浆中的 IgG 片段和免疫复合物，进而激活补体片段 C3a、C5a、C3bi，在吸附器内释放活性氧等，出现与炎症局部类似的炎症反应，而中性粒细胞与单核细胞与 IgG 和免疫复合物相遇后，会暴露 Fc 结合位点，与循环中 C3bi 相结合，从而结合到 IgG 和免疫复合物上。单核细胞有两种主要表型：经典型 $CD14^+CD16^-$ 和促炎型 $CD14^+CD16^+$，$CD14^+CD16^+$ 的促炎作用表现在可释放大量 TNF-α、IL-12 等促炎症因子。安德康可通过选择性去除 IBD 患者外周血 $CD14^+CD16^+$ 单核细胞从而发挥抗炎作用，达到缓解 IBD 肠道炎症的目的。

（二）GMA 抑制炎性白细胞的浸润，抑制炎症反应

白细胞和内皮细胞之间的黏附作用所导致的组织损伤是细菌和细胞因子等引发的炎症性肠病的共同通路之一，而黏附分子高表达是白细胞与内皮细胞黏附力增强的重要分子基础。GMA 通过下调白细胞相关黏附分子表达，在初始阶段影响细胞与血管内皮黏附，抑制白细胞迁移。活动性 UC 患者的促炎型单核细胞高表达 $\alpha 4$ 整合素及 CX3CR1，而促炎型 $CD14^+CD16^+$ 单核细胞外渗到肠道黏膜是加重肠道炎症的重要原因，GMA 选择性去除 $CD14^+CD16^+CX3CR1^+$ 单核细胞，增加 $CD14^+CD16^-CCR2^-$ "未成熟"单核细胞，在一定程度上抑制促炎型单核细胞的黏附与趋化作用。

（三）GMA 影响其他免疫细胞的数量及功能

1. GMA 促进骨髓 CD10 阴性粒细胞释放

安德康具有动员骨髓中多种细胞的作用，促进骨髓中致炎作用相对低的原始粒细胞和单核细胞的释放、更新。安德康治疗去除的粒细胞多为外周血中 CD10 阳性

成熟的粒细胞，治疗后外周血出现了骨髓来源的 CD10 阴性未成熟的原始粒细胞，而后者的致炎作用明显低于前者，表明安德康可通过促进骨髓未成熟中粒细胞迁移至外周血而发挥治疗作用。

2. GMA 增加外周血骨髓来源免疫抑制细胞比例

骨髓来源免疫抑制细胞（myeloid-derived suppressor cell，MDSC）被定义为一群骨髓来源的异质性免疫抑制细胞，包括单核 / 巨噬细胞、中性粒细胞、DC 等未成熟的前体细胞。MDSC 是联系炎症的关键节点，MDSC 的信号通路错综复杂，共同组成一个精细的调控网络。安德康吸附柱通过 C3bi 参与诱导 MDSC，通过免疫细胞调节炎症反应，从而达到缓解疾病的目的。

3. GMA 影响外周血 CD4$^+$CD25$^+$ 调节性 T 细胞数量

Treg 细胞是一类具有免疫调节功能的 T 细胞亚群，通过细胞接触依赖机制和细胞因子调节机制来维持自身免疫耐受。CD4$^+$CD25$^+$Treg 细胞数量的减少、表面分子表达的缺陷、抑制功能的受损均与 IBD 发生相关。CD4$^+$CD25$^+$Foxp3$^+$Treg 细胞对于维持自身免疫耐受是必需的，其通过抑制活化的 Th1 和 Th17 细胞延缓 IBD 的进展。研究表明，活动性 UC 经 GMA 治疗 5 个疗程后，在第 10 周，达到缓解的 UC 患者外周血 CD4$^+$CD25$^+$Treg 细胞数量升高到正常对照组水平。

4. GMA 下调 IFN-γ 阳性 CD4$^+$T 细胞

IFN-γ 主要由 Th1 细胞和自然杀伤细胞产生，是强有力的吞噬细胞和中性粒细胞激活物。IFN-γ 直接参与 UC 的病理过程，活动期 UC 患者血清水平 IFN-γ 明显升高，肠道组织的炎症区域 IFN-γ 的表达明显增加。研究表明，活动性 IBD 经 GMA 治疗后外周血中产生 IFN-γ 的 CD4$^+$T 细胞较治疗前明显减少；GMA 治疗第 7 周的肠黏膜组织中 IFN-γ 阳性细胞的变化与外周血中的变化趋势一致，所有患者的中位数 IFN-γ 阳性细胞染色评分从 2.0 降至 0.0，当分别对第 7 周患者的活检组织获得显著临床反应进行分析时，中位数 IFN-γ 阳性细胞染色评分从 3.0 降至 0.0（$P = 0.027$）。

5. GMA 影响不同亚型 DC 的数量

DC 是目前发现的最重要的专职抗原递呈细胞，与其他免疫细胞形成免疫调节网络，能识别、摄取、处理、递呈抗原，以及与其免疫细胞相互作用，共同参与免疫反应。研究发现，活动性 UC 患者外周血中 DC 的数量较正常对照组患者显著升高，但第一次 GMA 治疗 60 min 后（流速 30 mL/min）的活动性 UC 患者外周血 DC 的数量较治疗前显著下降，其数量绝对值从治疗前 0.018×10^9/L 降至 0.010×10^9/L。GMA 吸附后的 DC 数量下降，达到治疗 UC 的目的，其机制可能为 DC 能表达包括 Fcγ 在内的多种受体，可以被安德康的纤维素小球吸附，导致外周血 DC 的一过性下降，增加了肠道对于不同抗原的耐受性。

（四）GMA 降低促炎症细胞因子，上调抗炎症细胞因子

GMA 不仅可减少循环中炎症细胞数量并减轻其在肠黏膜的浸润，还可降低循环和肠道黏膜中各种促炎症细胞因子水平，并提高抗炎症细胞因子水平，直接抑制炎症反应，从而起到治疗作用。GMA 疗效与活动性 UC 患者体内促炎症细胞因子浓度降低之间存在明确的关联。GMA 在降低 IBD 循环中促炎症细胞因子水平、提高抗炎症细胞因子水平中有显著作用，且其对黏膜中细胞因子也有影响。GMA 除了可以减少循环及肠道组织中的促炎症细胞因子外，还提高机体抗炎症细胞因子的水平，直接抑制炎症反应，从而起到治疗作用。

综上，GMA 可以通过减少外周血粒细胞、中性粒细胞的数量，影响不同种类的免疫细胞的数量及亚群，调节外周血及组织中促炎症细胞因子、抗炎症细胞因子的水平，从而从多个方面及角度缓解及治疗 IBD。

第三节　在炎症性肠病患者中的应用进展

一、在 UC 患者中的应用

多项研究表明 GMA 在中重度 UC 患者的治疗中疗效显著，可作为 UC 治疗的一线治疗方案。Iida T 对 77 例一线药物治疗无效的中重度 UC 患者，采用 GMA 作为缓解诱导治疗，获得缓解的患者随访 3 年，结果显示 77 例患者中 46.8% 未接受过激素治疗，26% 为激素依赖，27.3% 为激素难治性，临床总缓解率为 79.2%，Mayo 内镜下评分 1 的黏膜总愈合率为 58.5%；未应用激素组、激素依赖组和激素难治组的黏膜总愈合率分别为 70.8%、56.3% 和 38.5%；未应用激素组、激素依赖组和激素难治组的 3 年持续临床缓解率分别为 83.3%、68.8% 和 23.1%。该研究提示 GMA 对接受过激素治疗的患者疗效显著，获得了较好的长期临床治疗，认为 GMA 应该是 UC 的一线治疗方案之一。我国的一项回顾性多中心研究纳入 4 个中心共 34 例接受 GMA 治疗，结果显示对一线药物治疗效果不佳的 UC 患者的总有效率为 70.59%。在首次 UC 发作患者中，早期应用 GMA 治疗在长期临床过程中可避免使用激素和其他药物治疗，长期临床过程更有利。因此，GMA 作为 UC 非药物治疗的一种手段，对中重度 UC 的治疗可作为一线治疗方案。另外，越来越多的研究显示 GMA 对难治性 UC，尤其是激素依赖或抵抗的患者疗效显著，可以明显减少激素的用量，降低外科手术的风险。Makot 的研究纳入 44 例 UC 患者，其中 20 例为难治性 UC，10 例为激素依赖型 UC，14 例疾病复发后拒绝再次使用激素的 UC，结果显示经 GMA 治疗后，24 例（55%）患者病情缓解，9 例（20%）有临床应答反应，11 例（25%）缓解不明

显。该研究结果表明，GMA 对难治性 UC 或激素依赖型 UC 有一定疗效。

对于合并 CMV 感染的 UC 患者，研究显示在完成强化 GMA 治疗后缓解的 UC 患者 CMV-DNA 均呈阴性，提示 GMA 对 CMV 呈阳性的 UC 有较好的治疗前景。Fukuchi T 研究了 51 例未使用过激素的 UC 患者进行 GMA，其中 15 例患者 CMV 阳性，经过 GMA 强化治疗后，CMV 阳性和阴性的 UC 患者中临床缓解率无差别（73.3% *vs* 69.4%，$P = 0.781$），同时两组患者经内镜检查后黏膜愈合率相似。所有在完成强化 GMA 治疗后 1 周临床缓解的 UC 患者 CMV-DNA 均呈阴性。日本的一项 GMA 对抗病毒治疗后 CMV 阳性 UC 患者的疗效和安全性的研究表明，在纳入的 64 例难治性 UC 患者中，CMV 阳性 31 例（48.4%）。31 例 CMV 阳性患者中，4 例（12.9%）行结肠切除术，27 例（87.1%）接受抗病毒治疗。在这 27 例抗病毒治疗患者中，7 例在接受抗病毒治疗后病情缓解，在其余 20 例 CMV-DNA 消失后仍未缓解的患者中，分别有 11 例和 9 例加用 GMA（GMA 组）和 IMT（IMT 组）治疗。GMA 组 9 例缓解，2 例结肠切除；IMT 组 4 例缓解，5 例结肠切除。GMA 术后 11 例未检出 CMV-DNA，IMT 组 5 例结肠切除患者均检出 CMV-DNA。因此，GMA 对 CMV 阳性的 UC 患者可能是一种安全有效的治疗方法，可降低结肠手术率，同时 GMA 治疗不诱导 CMV 的再活化。

二、在 CD 患者中的应用

GMA 在治疗 CD 方面尚存在争议，来自日本、欧洲及美国的部分研究证实了 GMA 在 CD 治疗中的有效性，但样本量均过小。目前日本及欧洲国家批准 GMA 用于活动期 CD 的治疗，我国临床应用经验非常少。

结合现有的文献报道，对于 5- 氨基水杨酸及肠内营养治疗不佳、病变范围为结肠型或回结肠型的轻、中度活动期 CD 患者，以及对激素依赖或抵抗的患者，可以考虑 GMA 治疗；对于药物治疗效果不佳的重度 CD、病变部位位于上消化道及小肠、肠镜下表现为深大溃疡的活动期 CD 患者，可能对 GMA 治疗反应不佳。GMA 治疗活动期 CD 的疗效存在较大差异，但是多数临床研究显示对于药物治疗效果不佳的 CD 患者，GMA 具有一定的效果。然而，也有研究结果相反，是否有地域、人种的差异因素需要进一步研究。大样本、多中心的对照研究对 GMA 治疗 CD 的疗效评估是必不可少的。此外，GMA 对 CD 的长期维持缓解效果不佳，而且尚未发现对 GMA 治疗效果的相关预测因素，这些领域均有待进一步的临床研究。

第四节　适　应　证

一、日本

UC、CD 及脓疱型银屑病。

二、欧洲

UC、CD、白塞病、系统性红斑狼疮、类风湿关节炎、脓疱型银屑病。

三、中国

GMA 主要用于重度活动性 UC 的治疗，尤其适用于合并机会性感染的活动性 UC 患者。

第五节　禁　忌　证

（1）有严重心脏疾病的患者，或 NYHA 心功能分级为Ⅲ/Ⅳ级的患者。

（2）肝衰竭或肝功能明显异常者，如转氨酶超过正常值上限 3 倍。

（3）肾功能不全患者。

（4）过敏体质者。

（5）对抗凝剂过敏者。

（6）白细胞减少和红细胞减少者。

（7）凝血功能障碍者。

第六节　操作流程及注意事项

一、物品准备

吸附性血液净化装置、吸附性血液净化器、配套体外循环血路、输液泵、静脉留置针（18G 或者 20G）2 支、50 mL 注射器 1 支、20 mL 注射器 3 支、5 mL 注射器 1 支、1 mL 注射器 1 支、止血钳、0.9% 氯化钠溶液（生理盐水）4 袋、肝素 1 支，

必要时备延长管 + 三通各 1 支。

二、操作程序

1. 评估

评估患者的临床症状、血压、体重等，评估外周血管条件。

2. 核对

核对姓名、血液净化器、循环血路的有效期，备齐用物。

3. 洗手、戴口罩。

4. 吸附治疗前准备

准备机器，开机，机器自检。

5. 检查安装管路并预冲

检查血液吸附器及循环管路有无破损，外包装是否完好，查看有效日期、型号。

6. 安装管路

遵循无菌原则按照以下顺序安装管路。

（1）安装回路面板和生理盐水：在支架上固定生理盐水及回路面板。将面板上部的孔挂在支架的螺丝上，面板插入吸附性血液净化装置槽内固定。安装引血侧回路（红色），关闭引血侧回路（红色）的夹子和生理盐水预充管的流量调节器。将生理盐水预充管及装有生理盐水与留置针连接的翼式连接器（血液通路）（红色）挂在架子附带的吊挂上。

（2）将泵管安装到血泵里，连接血泵的一端固定到废液筒上。取下引血侧回路（红色）并打开夹子，打开生理盐水预充管的流量调节器。预冲完毕将翼式连接器上的夹子关闭（血液通路）（红色）挂在架子附带的吊挂上。打开准备键，进行泵管生理盐水预冲。

（3）安装回血侧回路（蓝色）：取出回血侧回路（蓝色），将回路的一部分安装到气泡传感器上。将与留置针连接的翼式连接器（血液通路）（蓝色）放到废液筒上，打开夹子与连接帽，将其固定在支架附带的导管板上。将滴管上方的两个蓝色夹子关闭，再将静脉压检测线与静脉压连接器连接（这时注意不要将导管扭曲、打折）。将吸附器放置于槽内固定，与引血侧管路和回血侧管路连接（红色与红色端连接、蓝色与蓝色端连接）。

（4）打开准备键、快进键，排气。将吸附器取下并垂直，双手揉搓（蓝色端向上、红色端向下），待气泡至吸附器上端时，用小锤（专用）敲打吸附器上端边缘可见大量气泡排出。大气泡逐渐变小后可用小锤子反面敲打吸附器上端（将气泡与排气处对准）排除小气泡（最后气泡大小不超过一角钱硬币大小为宜，结束排气）。关闭准备键（注意在冲洗和除气泡时不要使生理盐水不足，更换生理盐水时按准备键停止运转血泵）。用止血钳夹闭连接气泡传感器上的回路（蓝色），将滴管上方未连接静脉压监测器一端的蓝色夹子和帽打开，按准备键，当滴管内的液面达到 4/5 时，按准备键停止。关闭蓝色夹子和帽，取下止血钳，滴管内的液面下降少许即可。盐水预冲结束。

（5）开始进行肝素预冲管路。取下引血侧回路（红色）并打开夹子，打开肝素预充管的流量调节器。预冲完毕将翼式连接器上的夹子关闭（血液通路）（红色）挂在架子附带的吊挂上。预冲连接管（预冲至少 30 s），用止血钳将引血侧回路（红色）一部分夹闭，打开连接管上的夹子和连接帽，按准备键进行预冲。预冲结束后按准备键停止，夹闭连接管，取下止血钳。进行回血侧回路（蓝色）肝素预冲，按准备键开始，待肝素液剩余 150 mL 左右，预冲管路结束（预冲过程中可检查各个管路及血液净化器有无剩余气泡）。

（6）将回血侧回路与留置针连接的翼式连接器（血液通路）（蓝色）上的夹子及帽关闭，挂于架子附带的吊挂上。关闭引血侧回路（红色）的夹子和肝素预充管的流量调节器。打开静脉压检测线与静脉压连接器连接管路上的蓝色夹子。关闭电源，将废液筒内的液体倒掉。

7. 开始 GMA 治疗

（1）机器推至床旁。连接心电监护，测量生命体征，建立双侧静脉通道。

（2）打开电源，机器自检。将生理盐水 50 mL + 肝素 1 500 U 连接至微量泵上，流速 20～30 mL/h。将引血侧回路（红色）翼式连接器与回血侧回路（蓝色）翼式连接器与患者的留置针连接。打开留置针与引血侧回路和回血侧回路上的夹子。按引血键开始引血，同时将肝素泵打开。可适当调节流速（20～30 mL/h）。

（3）引血结束按引血键停止，进行回血。同时将肝素泵关闭。将血液净化器上下反转，并放回到支架上。将生理盐水 500 mL 挂于支架上，关闭引血侧回路（红色）夹子，将与留置针连接的引血侧回路的翼式连接器与 20 mL 注射器针头连接，插入生理盐水 500 mL 中，并用胶布妥善固定（引血侧回路的留置针可用生理盐水冲管，备用）。按回血键开始回血，流速调至 30 mL/h。回血过程中观察静脉压是否升高，气泡传感器有无气泡。血液回收结束时按回血键结束，测量生命体征，拔除留置针。

8. 吸附、返血

吸附治疗时间为 1 h，返血时间约 0.5 h。

9. 治疗结束

治疗结束，关闭电源，整理物品，洗手，做好相关记录。

三、注意事项

（1）严格无菌操作，尽量选择双上肢粗直的血管进行治疗。

（2）治疗过程中，观察气枕是否充盈、机器的运作情况及各项压力监测的情况，患者的主诉和生命体征变化（吸附治疗前、治疗半小时及治疗后测量生命体征），如有异常，及时处理。

第七节　安全性及常见不良反应相关处理

一、GMA 在 UC 治疗中的安全性

中国第一个多中心研究探讨了 GMA 治疗中国 UC 患者的疗效和安全性。该研究纳入了 34 例活动期 UC 患者，进行 10 次 GMA 治疗，最常见的不良反应为 3 例（8.82%）发生了短暂的偏头痛，其中 1 例因为无法耐受停止治疗，其余 2 例症状轻微，都完成了 10 次治疗；1 例出现腹部痉挛性疼痛，后来诊断为缺血性肠病停止治疗；有 3 例出现穿刺部位的问题，进行中心静脉置管都得到缓解，且没有出现与置管相关的类似感染和血栓的问题；患者均没有出现严重的不良反应或机会性感染。荟萃分析表明，GMA 治疗最常见的不良反应为头痛和面红，没有发现机会性感染的证据。没有患者因为轻度的不良反应而中断治疗。日本一项大规模、多中心、前瞻性研究中，GMA 总的不良反应发生率为 10.3%（87/847），主要不良反应为头痛（2.2%）、恶心（1.4%）、发热（1.3%），0.4% 出现与感染有关的不良反应，所有的不良反应均为轻至中度，且 65 岁以上患者不良反应的发生率为 8.0%（6/75），与 65 岁以下患者比较差异无统计学意义。大连医科大学附属第一医院收集了 2015—2018 年的 50 例 UC 患者，其中 48 例至少完成了 5 次 GMA 治疗，4 例（8%）出现轻微的不良反应，其中 1 例为轻微头痛，治疗停止后逐渐缓解；1 例为治疗结束前感轻微心前区不适伴心电图提示异常 Q 波，治疗结束后症状立即消失，复查心电图恢复正常，以上两例均未给予特殊处置即可恢复，未影响后续治疗。还有 1 例每次治疗后出现咳嗽，胸部 CT 提示肺炎，但后续考虑可能与同时口服美沙拉嗪过敏有关。第 4 例是治疗后 5 min 即出现寒战、大汗，停止治疗后立即好转无任何异常，但未再继续治疗。虽然出现了 4 例不良反应，但是所有 50 例接受 GMA 治疗的患者没有 1 例发生严重不良反应的情况。

总体来讲，GMA 在 UC 治疗中安全性高，常见不良反应发生率为 5%～33%，主要为寒战、恶心、呕吐、头痛、面红、发热等，且治疗过程中并不会对正常血常规有明显影响。

二、GMA 在 CD 治疗中的安全性

美国一项随机、双盲、安慰剂对照研究中，中重度 CD 患者应用 GMA 治疗后

的安全性比较，大多数患者在 12 周内发生过不良反应（GMA 组 93.0%，对照组 93.6%），其中 GMA 组中严重不良反应发生率为 8.3%。因不良反应中断治疗的在 GMA 治疗组有 17 例（10.8%），安慰剂组 9 例（11.5%），1 例出现严重不良反应中度病毒感染并住院治疗，排在前三位的不良反应为血压下降（17.2% vs 15.4%）、恶心（15.3% vs 14.1%）、腹痛（14.6% vs 12.8%）。有 1 例死亡，患者为 51 岁女性，在 GMA 治疗组，在入组 32 d 时发现死于家中，研究者发现与 GMA 治疗无关，该患者有焦虑抑郁症，并出现右上肺炎症、败血症和肺纤维化。日本一项前瞻性研究中，104 例 CD 患者，99 例完成了 10 次 GMA，22.2% 出现轻度不良反应，主要不良反应为头痛、头晕（8.1%），发热、胸痛（4.0%），腹痛、腹泻（2%），心律失常（2%），关节痛、肌痛（2%），潮热、低血压（2%），白细胞减少（1%），没有严重不良反应事件发生，没有出现机会性感染。

以上研究表明 GMA 在 CD 治疗中安全性较高，严重不良反应率不高，患者大都可以耐受。

三、GMA 在老年人和儿童 / 青少年 IBD 治疗中的安全性

一项回顾性研究中，33 例儿童 IBD 患者，其中 22 例 UC，13 例 CD，2 例未分化型肠炎，平均年龄 13.2 岁，应用 GMA 后，30% 的儿童出现头痛，予以 1 片对乙酰氨基酚后可缓解，3 例在治疗第 8 次时使用了镇静剂，多数儿童在应用 GMA 后上学时出现疲倦，1 例在治疗 2 次后出现胃肠道出血，可能因为常规肝素抗凝或 UC 的加重引起，但病情治疗后很快得到好转，无一例患者不能耐受或需要中断治疗。另外一项前瞻性、多中心、开放性研究，中重度活动期儿童 UC 患者应用 GMA，常见的不良反应为轻微头痛（8 例，47%），恶心、头晕（6 例，35.3%），呕吐（4 例，23.5%），头痛可能是因为短暂的血容量变化引起的，没有出现严重的不良反应病例。回顾性多中心研究分析 2013—2017 年 437 例 IBD 患者，不良反应发生率老年人（11.2%）与所有患者（11.4%）相似，应用多种免疫抑制剂的患者不良反应发生率为 15.2%，贫血的患者不良反应发生率为 18.1%，儿童 / 青少年为 18.9%，进一步分析发现贫血（Hb < 100 g/L）和伴随的免疫抑制剂治疗是不良反应发生率的独立危险因素。

因此，现有证据表明，GMA 在特殊人群（如老年人、儿童和青少年）IBD 治疗中也具有较高的安全性。

四、不同抗凝剂对 GMA 安全性的影响

迄今为止，GMA 治疗中应用的抗凝剂主要为早期的甲磺酸萘莫司他和目前的肝素。日本一项大规模研究探讨了不同抗凝剂对 GMA 安全性的影响，研究者发现两

种抗凝剂不良反应的发生率差异无统计学意义（8.6%［58/676］ *vs* 7.1%［8/113］）；在甲磺酸萘莫司他组中，常见的不良反应为头痛（2.2%）、恶心（1.3%）、发热（0.9%），3例（0.4%）出现了严重的不良反应，其中2例深静脉血栓，1例感染性心内膜炎，但所有患者经过治疗均康复；在肝素抗凝组中常见不良反应为血小板计数下降（2.7%）、鼻出血（1.8%）、插管部位疼痛（1.8%）。

综上，GMA治疗IBD具有较好的疗效，副作用小，相对安全，综合安全率达到90%以上。GMA治疗过程中主要的不良反应为间断性的轻微头痛、头晕，倦怠，恶心、呕吐，面红和发热，低血压状态。其中低血压状态持续几分钟到几小时，大多与体外循环有关；发热一般应用退热药即可；头痛患者可考虑在GMA治疗前应用止痛药；少数患者出现穿刺部位的疼痛或血管问题，经过中心静脉置管等处理可缓解；罕见出现严重的不可耐受的副作用和不可控制的感染，经过对症处理后大多不会中断治疗；老年人和其他患者不良反应发生率相似，儿童或青少年应用亦安全。总之，只要严格遵循适应证、操作步骤和无菌处理原则，护理得当，严密监测，GMA是相对安全、可控的一项治疗措施。

第八节　疗　效　监　测

与其他IBD治疗措施一样，GMA治疗的疗效监测同样需要结合临床表现、实验室检查、内镜、影像学、病理检查等综合评估。

GMA治疗IBD的常规治疗方法是每周1次，5次为1个疗程，但病情较重的患者可选择每周2次的强化治疗方案，5次为1个疗程。但对于缓解期IBD维持治疗应用并不多，并无相关方法、疗程的明确推荐意见。

在GMA疗效的评估时间节点方面，无论是大样本量的针对UC的治疗或少许针对CD的治疗研究，大部分日本的多中心研究通常是在5次治疗后进行综合评估。我国目前第一个GMA治疗UC的多中心研究是采用每周2次治疗，在治疗3周后进行初步评估，通过判断出现临床症状改善来决定是否继续后续治疗。但目前GMA治疗仍缺少疗效评估时间节点及方法的统一共识意见。

一、UC疗效监测

对于UC患者疗效评估采用通用标准，包括临床疗效评估及内镜评估。临床疗效评估主要采用临床活动指数（clinical activity index，CAI）评分及部分Mayo评分。内镜评估采用最多的是Mayo内镜评分（Mayo endoscopy scores，Mayo-ES）和内镜活动指数（endoscopy active index，EAI）。我国第一个关于GMA治疗活动性UC的多中心研究即采用 EAI，将 EAI 下降 90%～100% 定义为"缓解"，下降 70%～89% 定义为"显著有效"，下降 30%～69% 定义为"有效"，下降 < 30% 定义为"无应答"。

另外，UC 疗效监测还包括一些实验室检查指标，包括 ESR、CRP 及 FC 等。FC 存在于中性粒细胞、单核细胞和巨噬细胞的细胞质中，当肠黏膜有炎症时由中性粒细胞的细胞脱颗粒释放到肠腔中。FC 直接反映 IBD 中中性粒细胞向肠黏膜的迁移，而 GMA 通过从循环中选择性吸附粒细胞、单核细胞/巨噬细胞等而起到治疗作用，因此，FC 有望成为 GMA 治疗疗效监测的一项重要指标。关于 FC 对 GMA 治疗活动性 UC 的疗效评估，一项前瞻性观察研究检测了 GMA 治疗前、治疗 1 周、治疗 2 周、治疗结束时及治疗结束 24 周内复查肠镜时的 FC、CRP 水平，鉴于影响 FC 及 CRP 结果的因素较多，同时对比了期间 FC 及 CRP 下降率，结果显示，在临床缓解组观察到 FC、CRP 水平随着 GMA 治疗逐渐下降的情况，而在非临床缓解组并未观察到上述变化；根据 ROC 分析，治疗第 1 周的 FC 变化率是 GMA 结束时临床缓解的最准确预测指标，当治疗第 1 周 FC 下降率临界值设定为 ≤40% 时，对临床缓解预测的灵敏度、特异度、阳性预测值、准确度分别为 76.9%、84.6%、83.3% 和 80.7%；GMA 治疗后内镜下的黏膜缓解率也与 FC 浓度密切关系。因此，FC 有望作为 GMA 治疗临床及内镜缓解疗效监测的一项重要指标，但鉴于目前研究较少，仍需大样本、多中心临床研究证实。

体内 TNF-α、IL-1β、IL-6 和 IL-12 等细胞因子与 UC 持续恶化密切相关。这些细胞因子具有强烈的促炎作用，并由粒细胞和单核细胞释放，而 GMA 治疗后一些炎症细胞因子的水平会下降，但尚未有研究证实细胞因子可以作为 GMA 治疗 UC 疗效监测的指标。细胞因子可否成为 GMA 疗效评估与监测指标仍有待进一步研究。

二、CD 疗效监测

对 GMA 治疗 CD 的研究偏少，目前报道的临床疗效监测均采用 CDAI 评分，而内镜疗效评估则采用 CD 内镜严重程度指数（Crohn's disease endoscopic index of severity，CDEIS）评分系统。有报道 GMA 治疗后 ESR、CRP 水平明显下降，可以作为 GMA 治疗 CD 疗效监测的参考指标，但对于可否作为 GMA 治疗 CD 疗效的预测指标目前未见报道。V. Muratov 等对 10 例接受 GMA 治疗的 IBD 患者（CD 7 例、UC 3 例）治疗前及治疗后 2 周外周血及肠黏膜活检组织中 IFN-γ 的水平进行测定，发现 GMA 治疗后产生 IFN-γ 的 CD4$^+$T 细胞显著减少（$P = 0.046$），对肠黏膜活检组织进行免疫组化评估发现治疗后 IFN-γ 阳性细胞的浸润减少，推测肠黏膜组织及外周血中 IFN-γ 水平可能是 GMA 治疗 IBD 疗效的预测标志物，但目前仍缺乏大规模的研究加以证实。

第九节　感染监测及处理

GMA 是安全性非常高的一种治疗手段，目前所有的文献报道中都没有明确因为接受 GMA 导致感染的事件，只有日本一项大规模、多中心、前瞻性研究提到了一例 6 岁患儿发生感染性心内膜炎的情况，但是该病例长期应用激素、硫唑嘌呤和环孢素 A，这些相对比 GMA 都更加明确容易诱发感染，故此个例不能作为 GMA 直接诱发感染的依据。因此，接受 GMA 治疗的患者重点是监测处理与原发病相关的感染，相对于激素、免疫抑制剂、生物制剂等药物，GMA 对于 IBD 合并机会性感染患者的治疗更安全。

一、病毒感染

（一）CMV、EBV 感染

对于确定合并 CMV、EBV 感染的患者可以继续 GMA 治疗，GMA 是 IBD 合并 CMV 感染在应用其他治疗方案受限时明确推荐的治疗手段。不过在接受 GMA 治疗的同时建议应当给予足疗程的抗病毒治疗，如更昔洛韦或膦甲酸钠，我国的专家共识推荐疗程不少于 3 周的抗病毒治疗。另外，对于 EBV 感染的患者，建议慎重联合免疫抑制剂治疗，避免淋巴组织增殖性疾病。明确 CMV 或 EBV 感染的患者在 GMA 治疗过程中及治疗后可监测其阳性的指标，尤其 DNA qPCR 检测转为阴性具有较高的意义，具体监测的时间节点、频度目前缺少专家共识意见，建议根据患者治疗效果来决定。

（二）病毒性肝炎

所有患者常规治疗前都应该筛查 HAV、HBV、HCV、HEV 抗体，GMA 治疗管路都是一次性独立的，所以理论上并不存在治疗导致肝炎病毒感染，采取与非 GMA 治疗患者相同的常规监测即可。对于已经确定 HBV 或 HCV 慢性携带的患者，并非 GMA 治疗的禁忌，但是必须在治疗前筛查血清 HBV-DNA 或 HCV-RNA 复制量，如存在病毒复制则建议治疗后复查转阴再行 GMA 治疗，但此方面缺少共识意见。

二、细菌感染

（一）艰难梭菌感染

重症 UC 患者需特别警惕艰难梭菌感染，在确定感染的情况下，暂时无确切应用 GMA 治疗能保证安全的报道，所以建议首先控制艰难梭菌感染后再考虑联合 GMA 治疗。

（二）结核分枝杆菌感染

对于没有典型活动性尤其血行播散型结核的患者，并不需要在 GMA 治疗前严格筛查结核分枝杆菌感染的情况，此方面也没有报道。但对于不除外结核分枝杆菌活动性感染的患者，建议必要时抗结核治疗后再开展 GMA 治疗，避免血行播散的可能。

（三）其他细菌感染

对于 IBD 患者出现普通细菌如大肠埃希菌、肺炎克雷伯菌等感染，如果治疗前检验血液常规提示白细胞尤其中性粒细胞升高特别在伴随畏寒、寒战的情况下，建议谨慎开始 GMA 治疗，避免体外血液循环过程中出现感染的血行播散，虽然只有一例 GMA 治疗重症 UC 合并感染性心内膜炎的报道，但理论上体外循环可能会加重此方面的风险，所以建议首先应用广谱抗生素控制感染，在血常规提示白细胞尤其中性粒细胞计数处于正常范围后再考虑开展 GMA 治疗，但这方面缺少相关研究，故需结合患者情况谨慎制定 GMA 治疗策略。

三、其他

由于真菌感染、寄生虫感染并不多见，因此 GMA 治疗前后的监测可参考 IBD 患者常规监测。

需要注意的是，GMA 治疗前后对于感染的监测并没有较特殊的情况，相对比其他治疗手段，唯一的特殊之处就在于体外循环，所以对于可能通过血液的体外循环造成播散的感染一定要慎重开始治疗及严格监测感染指标。另外一个特殊之处在于 GMA 治疗需要浅静脉或深静脉穿刺，所以穿刺操作继发的感染也是可能出现的并发症，这就需要严格注意静脉穿刺的无菌操作及治疗过程中、治疗后出现血液感染的监控，建议严格注意患者治疗过程中及治疗后出现畏寒、寒战、白细胞快速升高的情况，但是目前还没有因静脉穿刺造成继发感染的报道。

第十节　肿瘤监测及处理

从理论来看 GMA 并不存在诱发肿瘤的机制，目前也没有关于 GMA 治疗 IBD 患者出现肿瘤的情况，因此对于接受 GMA 治疗的 IBD 患者采取常规肿瘤监测策略，而对于并发恶性肿瘤的患者理论上可以考虑接受 GMA 治疗来替代免疫抑制剂或部分生物制剂的治疗，但目前尚缺少大样本研究数据。

第十一节 优化治疗

目前根据 GMA 疗程频率，GMA 分为两种治疗方案：常规治疗和强化治疗。GMA 的常规方案是将全血经过分离柱的速度固定为 30 mL/min，每次治疗时间为 60 min，每周 1 次，5 周为 1 个疗程。对于中重度 IBD 患者，尤其是合并有激素依赖或激素抵抗的 UC 患者，国内有部分中心采取强化治疗方案，即每周 2 次或隔日 1 次，共 10 次，在临床上可达到满意的治疗效果。该方案使达到临床缓解的时间明显缩短，同时进一步缩短住院时间。

Sakuraba 等的一项研究发现，在诱导疾病缓解方面，GMA 强化治疗方案比常规治疗方案更有效，而且在更短的时间内达到临床缓解。日本的一项研究表明，每日 1 次的 GMA 治疗方案（连续 5 日 5 次），也具有良好的治疗效果和安全性。在另一项研究中，与增加激素剂量相比，增加 GMA 治疗次数对患者达到诱导缓解更有效。然而，来自欧洲对激素依赖或激素抵抗 UC 患者的研究显示，常规治疗方案和强化治疗方案的疗效相当。在这两种情况下，治疗的耐受性都很好，不良事件的发生率无显著性差异。日本日比纪文教授对 GMA 治疗活动期 CD 频次进行了一项多中心随机临床对照研究，每组均接受 10 次 GMA 治疗，一组为 1 次 / 周，另一组为强化治疗组（2 次 / 周）。结果显示，1 次 / 周组的临床缓解率为 35.6%，强化治疗组的缓解率为 35.2%，两组间缓解率无差异，但强化治疗组达到临床缓解的时间明显缩短。而且，强化治疗组治疗后白细胞及 ESR 较治疗前明显下降，这也提示强化 GMA 具有更好的改善炎症反应的作用；此外，两者在不良反应的发生上并无差异。对于中重度活动性 CD 患者，建议强化治疗（2 次 / 周，5 次为 1 个疗程，共进行 2 个疗程）。

来自大连医科大学附属第一医院的数据显示，回顾性收集 2015—2018 年期间接受 GMA 治疗的 50 例 UC 患者，平均病程（44±66）周，其中轻度 9 例、中度 33 例、重度 8 例，36 例未接受过激素治疗。50 例中有 2 例退出、13 例完成 5 次 GMA 治疗、35 例完成 10 次 GMA 治疗，治疗频率均为每周 2 次。治疗后总临床缓解率为 79.2%，临床缓解的患者中黏膜愈合率达 59.2%，完成 5 次治疗的患者临床缓解率为 69.2%、完成 10 次治疗的临床缓解率达到 82.3%。

由上可见，对于中重度活动期 IBD 患者尤其难治性患者，可进行强化治疗以加速诱导缓解。但亟须多中心扩大样本量进行更长时间的研究。

第十二节　特殊问题

一、联合应用或替代问题

GMA 是否可与激素、免疫抑制剂和生物制剂联合应用，还是替代上述治疗？

从目前大量的研究报道来看，通常选择应用 GMA 治疗的同时继续 5-ASA 治疗或激素治疗，也有与生物制剂联合应用治疗的报道，单用 GMA 作为诱导缓解治疗手段的研究还很少，所以目前大部分的研究都是联合治疗，而非替代其他的治疗手段。

二、妊娠期及哺乳期使用问题

从理论上讲，GMA 治疗应该对妊娠期和哺乳期患者是安全的，目前有应用 GMA 治疗妊娠期及哺乳期 IBD 患者的报道，均体现了安全性，但是均为个案报道，总体接受 GMA 治疗的妊娠期和哺乳期患者是非常少数的，缺少多中心、大样本量的研究。

三、维持相关问题

GMA 维持缓解治疗效果？有无推荐维持时间？

目前应用 GMA 作为维持 IBD 缓解治疗的报道只有 2012 年日本的一个单中心的研究，是通过对于 10 例缓解期溃疡性结肠炎的患者应用 GMA 治疗，每 2 周治疗 1 次，持续治疗 24 周，10 例中有 7 例在 24 周后仍能维持缓解。但由于缺少更多的长时间、大样本量的临床研究，所以对于应用 GMA 作为 IBD 长期维持缓解治疗手段及维持多长时间仍需要更多的验证。

第十三节　问题及展望

GMA 治疗目前主要应用于活动性 UC 患者的诱导缓解治疗，尤其是难治性 UC，或合并机会性感染、或对其他药物不耐受或存在禁忌证的患者。理论上对于妊娠期和哺乳期患者，以及老年人和儿童同样适用，但尚缺乏大样本研究证实。对于维持长期缓解的疗效、是否能降低手术率等均需扩大样本及更长期观察。我国尚未对于 GMA 在 IBD 中的应用形成共识，临床上也存在一些问题，如治疗疗程、优化治疗、与其他药物需联合使用或转换、价格昂贵等，上述因素也限制其广泛使用。但其临床应用前景仍值得期待。

（毛靖伟　陈修利　谭晓燕　吴昊　李娜　毕俭）

参 考 文 献

［1］Hanai H，Iida T，Yamada M，et al. Effects of adacolumn selective leukocytapheresis on plasma cytokines during active disease in patients with active ulcerative colitis [J]. World J Gastroenterol，2006，12（21）：3393-3399.

［2］Sakanoue M，Higashi Y，Kanekura T. Inhibition of inflammatory cytokines and induction of myeloid-derived suppressor cells by the effects of granulocyte and monocyte adsorption apheresis [J]. Ther Apher Dial，2017，21（6）：628-634.

［3］Lai Y M，Yao W Y，He Y，et al. Adsorptive granulocyte and monocyte apheresis in the treatment of ulcerative colitis：the first multicenter study in China [J]. Gut Liver，2017，11（2）：216-225.

［4］Yoshino T，Nakase H，Minami N，et al. Efficacy and safety of granulocyte and monocyte adsorption apheresis for ulcerative colitis：a meta-analysis [J]. Dig Liver Dis，2014，46（3）：219-226.

［5］Yokoyama Y，Matsuoka K，Kobayashi T，et al. A large-scale，prospective，observational study of leukocytapheresis for ulcerative colitis：treatment outcomes of 847 patients in clinical practice [J]. J Crohns Colitis，2014，8（9）：981-991.

［6］Sands B E，Katz S，Wolf D C，et al. A randomised，double-blind，sham-controlled study of granulocyte/monocyte apheresis for moderate to severe Crohn's disease [J]. Gut，2013，62（9）：1288-1294.

［7］Yoshimura N，Yokoyama Y，Matsuoka K，et al. An open-label prospective randomized multicenter study of intensive versus weekly granulocyte and monocyte apheresis in active crohn's disease [J]. BMC Gastroenterol，2015，15：163.

［8］Ruuska T，Küster P，Grahnquist L，et al. Efficacy and safety of granulocyte，monocyte/macrophage adsorptive in pediatric ulcerative colitis [J]. World J Gastroenterol，2016，22（17）：4389-4396.

［9］Motoya S，Tanaka H，Shibuya T，et al. Safety and effectiveness of granulocyte and monocyte adsorptive apheresis in patients with inflammatory bowel disease in special situations：a multicentre cohort study [J]. BMC Gastroenterol，2019，19（1）：196.

［10］Sawada K，Ohdo M，Ino T，et al. Safety and tolerability of nafamostat mesilate and heparin as anticoagulants in leukocytapheresis for ulcerative colitis：post hoc analysis of a large-scale，prospective，observational study [J]. Ther Apher Dial，2016，20（2）：197-204.

［11］Ueno N，Sugiyama Y，Kobayashi Y，et al. Fecal calprotectin is a useful biomarker for predicting the clinical outcome of granulocyte and monocyte adsorptive apheresis in ulcerative colitis patients：a prospective observation study [J]. BMC Gastroenterol，2021，21（1）：316.

［12］Chen X L，Mao J W，Wang Y D. Selective granulocyte and monocyte apheresis in inflammatory bowel disease: Its past, present and future [J]. World J Gastrointest Pathophysiol, 2020, 11 (3): 43–56.

[13] Liu Z, Jiang X, Sun C. The efficacy and safety of selective granulocyte and monocyte apheresis for inflammatory bowel disease: a meta-analysis [J]. Eur J Intern Med, 2016, 36: 26–27.

[14] FIida T, Ikeya K, Kato M, et al. Adsorptive depletion of myeloid lineage leucocytes as remission induction therapy in patients with ulcerative colitis after failure of first-line medications: results from a three-year real world, clinical practice [J]. Digestion, 2017, 96 (2): 119–126.

[15] Yamamoto T, Iida T, Ikeya K, et al. A multicenter retrospective study aiming to identify patients who respond well to adsorptive granulomonocytapheresis in moderately to severely active ulcerative colitis [J]. Clin Transl Gastroenterol, 2018, 9 (7): 170.

[16] Li N, Mao J, Tang H, et al. Efficacy and safety of adsorptive granulomonocytapheresis in Chinese patients with ulcerative colitis: a retrospective analysis of 50 cases with focus on factors impacting clinical efficacy [J]. J Clin Apher, 2020, 35 (4): 271–280.

[17] D'Ovidio V, Meo D, Gozer M, et al. Ulcerative colitis and granulocyte-monocyte-apheresis: safety and efficacy of maintenance therapy during pregnancy [J]. J Clin Apher, 2015, 30 (1): 55–57.

[18] Sakuraba A, Sato T, Morohoshi Y, et al. Intermittent granulocyte and monocyte apheresis versus mercaptopurine for maintaining remission of ulcerative colitis: a pilot study [J]. Ther Apher Dial, 2012, 16 (3): 213–218.

第八章
干细胞治疗

第一节　概　　述

　　干细胞治疗 IBD 的研究是近年来消化领域关注的热点。干细胞是具有自我更新和多向分化潜能的一类细胞，已经应用于系统性红斑狼疮、移植物抗宿主病、心肌梗死等多种疾病的治疗。干细胞治疗可调节或重建患者的免疫系统，修复受损肠道黏膜并恢复肠道黏膜正常功能，为 IBD 的治疗提供新的思路。目前临床上干细胞治疗儿童单基因突变相关 IBD 显示出良好疗效，尤其是对于部分 *IL–10* 突变患儿可获得长期缓解，对于其他基因如 *XIAP* 突变相关 IBD 患者的疗效尚需进一步观察。干细胞治疗成人 IBD 患者并未能常规及广泛应用，不作为一线治疗选择，仅限于对常规治疗无效、有禁忌证或不耐受的难治性患者。

第二节　干细胞治疗炎症性肠病的理论基础

　　干细胞的免疫调节活性在 IBD 的治疗中起到重要作用，干细胞的免疫调节 / 抗炎特性主要由 3 个部分构成：干细胞首先迁移到炎症部位，分泌抗炎因子如 IL–10、HGF 及 TGFβ1，与此同时干细胞可向附近的细胞发出信号来维持局部的抗炎环境，通过以上三条途径来发挥抗炎及免疫调节作用。此外，干细胞还可以通过影响细胞因子的分泌，调节多种免疫细胞的功能，如淋巴细胞、DC 和巨噬细胞等。在以往研究中已经证实，Treg 细胞的缺失及 Treg 细胞向 T 效应细胞的转化在 IBD 的发病过程中起到重要作用。

　　干细胞按组织来源可分为骨髓来源间充质干细胞（mesenchymal stem cell，MSC）、造血干细胞（hemopoietic stem cell，HSC）和脂肪来源干细胞（adipose stem cell，ASC）。MSC 是一种具有自我更新、增殖能力强、产生克隆细胞群、多向分化等特点的成体干细胞。MSC 来源丰富，易于体外培养，是机体内重要的免疫调节细胞。MSC 在体外扩增后可以产生大量细胞，并且在适当条件下分化为多种细胞表型，如成骨细胞、神经元细胞、肠上皮细胞和肝细胞等。国际细胞治疗协会（International Society for Cellular Therapy，ISCT）将其生物学特性归纳为：①在标准培养环境下对塑料有很强的吸附能力；②表达基质细胞抗原（CD73、CD90、CD105 等），但不表达造血细胞抗原（CD45、CD34、CD14、HLA-II 分子等）。MSC 移植作为一种新型的细胞疗法，在体外环境中易于扩增和培养，并且具有一定的免疫抑制作用，已被应用于心血管疾病、自身免疫病、胃肠道疾病等临床研究中。研究表明，MSC 可以迁移至肠道损伤部位，促进受损组织修复，从而在局部抑制损伤进展。然而在应用过程中，发现外源注射的 MSC 只有少量到达损伤组织，并且其在靶组织中的存留时间较短，导致移植 MSC 未能达到预期的治疗效果。研究人员提出应用基因工程化 MSC 治疗 IBD。将外源基因通过病毒转染等方式导入 MSC 中，可以在提高其治疗效果的同时不改变 MSC 的生物学表型。基因工程化 MSC 主要通过增强 MSC 的迁移能力，增加其归巢至损伤部位的数量，促进肠上皮细胞的增殖和迁移，抑制 Th1 细胞和 Th17 细胞分化并促进 Treg 细胞扩增，下调促炎细胞因子的表达，上调抗炎细胞因子的表达等机制来治疗 IBD。

HSC 是成体中最原始的干细胞，有很强的发育潜能，除可发育分化为各种血细胞和免疫细胞外，还具有造血以外的发育潜能，如分化为心肌细胞、肝细胞、神经细胞等。一般来讲，HSC 的表型为 $CD34^+/CD59^+/CD90/Thy1^+/CD38^{low}/c^-Kit^-/Lin^-$。骨髓干细胞在正常机体中循环，遇有组织更新或再生的需求，便停留下来，本地化为组织干细胞，补充或更新内源组织干细胞库，随后进入增殖和分化程序，分化为成熟的组织细胞。另外，某些异体骨髓移植患者，发生移植物抗宿主反应形成结肠溃疡后的修复提示，供体来源的骨髓干细胞重建了受体肠道的结肠黏膜上皮，即在成体情况下，骨髓干细胞可能是结肠黏膜干细胞的来源。

ASC 有着强大的分化能力，可以分化为血管内皮细胞、软骨细胞、成骨细胞、脂肪细胞、心肌细胞、骨骼肌细胞及神经细胞。分离的 ASC 表型为 $CD31^-/CD34^+/CD45^-/CD235a^-$，而经体外培养的 ASC 表型为 $CD31^-/CD44^+/CD45^-/CD73^+/CD90^+/CD105^+$。ASC 除了具有分化功能，还具有分泌功能。ASC 通过旁分泌途径分泌外泌体，外泌体是一种由多种细胞分泌并作用于其他细胞的囊泡包裹体，其中包含多种蛋白质、mRNA、长链非编码 RNA 和细胞因子等，这一过程在组织损伤及慢性创面修复过程中发挥着主要作用。ASC 促进血管生成的作用在临床上也已被证实。有研究将 ASC 输注到 15 例严重肢体缺血的患者体内，治疗后随访 6 个月，66.7% 患者的症状出现改善，通过数字血管造影显示 ASC 治疗后血管之间形成大量侧支循环。ASC 还可以通过调节巨噬细胞的活性达到抑制炎症的效果。在炎症性肠病小鼠模型中，ASC 通过免疫调节抑制巨噬细胞活化；在肾小球肾炎小鼠模型中，ASC 将巨噬细胞转化为免疫调节细胞发挥免疫抑制作用；而在肺炎小鼠模型中，ASC 甚至可以诱导巨噬细胞凋亡。

MSC 和 ASC 已被用于 IBD 的治疗，尽管两者有相似的细胞表面标志物，但两者在体外培养中的表型不尽相同。一般来说，与 MSC 相比，ASC 具有更高的增殖率并能保持更长的未分化时间。此外，与 MSC 相比，ASC 能够分泌更多的抗炎细胞因子，这些细胞因子如 TGF-β 和 IL-10 均与免疫调节有关，并可能具有更强的免疫调节作用。

第三节　干细胞治疗炎症性肠病的实验研究

因伦理学等原因很难在人体实施大样本随机对照研究，也难以找到干细胞在病变肠段定位、筑巢、增殖和转分化的证据，有人质疑干细胞对免疫系统的重建作用并非干细胞起作用，更可能是自体缓解的原因。实验研究可帮助探索干细胞治疗 IBD 的有效性及其机制。目前关于干细胞的实验研究主要集中在免疫调节、细胞因子分泌、血管再生及移植后定位方面。

在免疫调节方面，研究指出干细胞能够促进 Th1/Th17 细胞和 Treg 细胞之间的平衡。在 IBD 的发病机制中，促炎 Th1/Th17 细胞能够募集循环中的白细胞并激活肠道中的巨噬细胞和 B 细胞从而促进肠道炎症的发生发展。因此，免疫调节细胞之间的平衡在维持肠道稳态方面起到非常重要的作用。也有报道指出，MSC 能有效迁移到 IBD 肠道中并分泌免疫调节可溶性因子，这些因子在抑制促炎 Th1/Th17 细胞增殖和分化的同时，能促进 Treg 细胞的分化及损伤细胞组织的修复，这一免疫调节过程导致抗炎细胞因子如 TGF-β、IL-4、IL-10、IL-11、IL-13 增加，并减少促炎细胞因子如 IL-6、IL-12、IL-23、IL-21 的表达。Kim 等发现采用 BALB/c 小鼠 MSC 移植可抑制 T 细胞和 B 细胞增殖，降低 DC 的抗原呈递作用及改变自然杀伤细胞的功能，从而抑制肠道异常免疫反应，维护免疫稳态。

在细胞和组织的修复方面，近期研究报道指出，人类胚胎来源的 MSC 可通过提高小鼠循环 IGF-1 水平，促进肠上皮的修复，维持细胞上皮的完整性，进而减轻小鼠实验性结肠炎的严重程度。Woo Yeun 等研究指出，AFSC 通过 Th1 细胞介导的信号通路，抑制炎症细胞因子的表达，促进肠上皮的修复，从而减轻 IL-10 敲除的小鼠肠道炎症。Keon 等进一步证实，脂肪组织、脐带血、华顿氏胶和骨髓 MSC 均可抑制淋巴细胞的增殖，调节炎症细胞因子的分泌。这些研究提示脂肪组织、脐带血、华顿氏胶及骨髓 MSC 均可作为干细胞移植治疗 IBD 的细胞来源。

在血管再生方面，采用 CD34（－）小鼠成体干细胞尾静脉注射治疗 DSS 结肠炎大鼠，35 d 后发现大鼠结肠炎模型在症状及组织学方面明显好转，采用特殊标记的干细胞主要集中在受损的肠道黏膜下层，提示干细胞参与肠黏膜血管生成和组织再生。Han 等研究证实在血管内皮受损时，骨髓来源的细胞通过转化成平滑肌样细胞促进血管内皮愈合，但研究中无法阐明骨髓中的细胞类型是 HSC 还是骨髓 MSC。在随后的研究中，Shimizu 通过移植骨髓半乳糖苷酶表达细胞进一步证实了 Han 的研究。Sata 等进一步将纯化的 HSC 注射到小鼠循环中，观察到 HSC 可能参与动脉粥样硬化的发病机制。尽管他们的研究证实了 HSC 在体内和体外都有向平滑肌细胞分化的潜力，但无法排除在血管受损时骨髓 MSC 动员并参与动脉粥样硬化发生发展的可能。

在干细胞的移植后定位方面，Okamoto 等研究显示在修复肠道损伤过程中，MSC 随着损伤的加重迁移率增加，恢复期则明显下降。因此可以推测受损肠道组织对骨髓 MSC 有特异性的趋化作用，可促使 MSC 归巢到肠道损伤组织。也有研究表明，移植后的 MSC 能在大鼠结肠炎模型的肠道中定位，分化成具有一定功能的肠道上皮细胞，参与消化系统损伤修复和功能重建，从而修复受损肠道黏膜，最终达到治疗 IBD 的目的。此外，在小鼠体内注入增强型绿色荧光蛋白（enhanced green fluorescent protein，eGFP）标记的 MSC（eGFP-MSC）以跟踪其移植和归巢到特定的组织细胞，通过 RT-PCR 及免疫荧光技术发现，eGFP-MSC 能够分化成多种细胞类型，如肝细胞、肺上皮细胞、肌成纤维细胞、肾小管细胞和肠上皮，并参与损伤组织的修复。Komori 等将表达绿色荧光蛋白（green fluorescent protein，GFP）的转基因小鼠的骨髓干细胞移植给三硝基苯磺酸（trinitro-benzene-sulfonic acid，TNBS）诱导的结肠炎 SD 大鼠，在 TNBS 诱导结肠炎后第 28 日及第 56 日，大鼠结肠上皮细胞中 GFP 阳性细胞占比分别为 37.6%、4.25%，同时黏膜和黏膜下间质细胞中 GFP 阳性细胞是对照组小鼠的 22 倍，上述研究表明骨髓 MSC 是肠道组织再生的重要来源。

上述干细胞的体外研究及动物实验为干细胞的临床应用提供了重要的理论依据。

第四节　干细胞治疗炎症性肠病的临床应用

一、造血干细胞治疗 IBD 的临床应用

已经完成的和正在进行的研究显示，干细胞治疗对部分 IBD 患者有一定疗效。HSC 是干细胞治疗 IBD 最先采用的细胞。HSC 能够直接迁移到受损组织分化为上皮细胞或免疫调节细胞，以恢复正常的黏膜组织。干细胞治疗 IBD 的最初报道来自患有 IBD 合并恶性血液系统肿瘤患者行造血干细胞移植（hematopoietic stem cell transplantation，HSCT）后，IBD 患者出现临床缓解或内镜下缓解的个案报道。1992年，Yin JA 报道了一例 39 岁的 UC 合并急性髓系白血病（acute myelocytic leukemia，AML）的患者接受化学疗法及同种异体 HSCT 之后 4 年，患者的 AML 及 UC 病情都得到了部分缓解。1997 年，Tyndall 等报道白血病合并 UC 的患者行 HSCT 后，UC 症状得到明显的改善。Lopez 等报道了 6 例血液系统恶性疾病合并 CD 的患者行异基因 HSCT。结果发现，1 例非活动性 CD 患者 15 年未复发，3 例活动性 CD 患者 6～10 年未再复发（表 8-1）。1998 年，报道了经同种异体 HSCT 治疗的 CD 患者，其病情也得到明显改善。Ditschkowski 回顾性分析了 1994 年 7 月至 2002 年 8 月因急性和慢性髓系白血病和骨髓增生异常综合征接受异基因 HSCT 治疗的 7 例 CD 和 4 例 UC 患者，移植后平均随访 34 个月，10 例患者存活。干细胞移植后，除 1 例移植后早期出现轻度 CD 症状的患者外，所有患者均未表现出 CD 症状复发。在完全停止预防性移植免疫抑制后，结肠镜检查未发现活动性病变。以上报道提示自体或异体 HSCT

表 8-1　HSCT 治疗 IBD 的临床研究

地区	时间	研究类型	样本量（例）	干细胞来源和种类	随访时间	结果	不良事件
欧洲	1998	回顾性研究	6CD	同种异体 HSCT	4.5～15.3 年	5 例存活，其中 4 例在随访期内未复发，1 例于 1.5 年后复发	1 例死于败血症
俄罗斯	2003	回顾性研究	7CD 4UC	同种异体 HSCT	3～117 个月	10 例存活，除 1 例表现出轻度 CD 症状外，其余均为活动性 IBD 表现	不详
英国	2003	1 期临床研究	2CD	自体 HSCT	12～15 个月	2 例均达到并维持临床缓解（CDAI<100）	无
日本	2005	2 期临床研究	12CD	自体 HSCT	7～37 个月	12 例均达到临床缓解（CDAI<150），11 例随访期内未复发，1 例复发	无
意大利	2008	1/2 期临床研究	4CD	自体 HSCT	11～20 个月	4 例均在 HSCT 后 3 个月达到临床缓解，随访期间，3 例达到内镜下缓解且未复发，1 例复发	无
中国	2008	回顾性研究	9CD 1UC	自体 HSCT	平均随访 16.1 个月	CD 患者复发 4 例，除 1 例病情严重外，其余均较治疗前病情减轻，5 例患者获长期缓解。1 例 UC 患者术后 10 个月无复发症状，血液检查指标均正常	无

均可诱导 IBD 患者临床缓解。

目前 HSCT 治疗 IBD 的研究主要集中在难治性 CD 患者方面。芝加哥一项对 12 例难治性 CD 患者行自体 HSCT 的 1 期临床研究中，治疗前用环磷酰胺联合粒系集落刺激因子进行动员采集外周血干细胞，用环磷酰胺和抗胸腺球蛋白进行预处理。结果发现 HSCT 后 CD 症状和 CD 活动指数（CDAI）在出院前有所改善，而放射学和结肠镜检查结果在 HSCT 后数月到数年内逐渐改善。12 例患者中有 11 例维持临床缓解。中位随访 18.5 个月（范围 7~37 个月）后，1 例患者出现活动性 CD 复发。

另一项来自米兰的 1/2 期临床研究中，Cassinotti 等对 4 例难治性 CD 患者进行自体 HSCT 后第 3 个月，所有患者的临床缓解主要终点均达到，CDAI 中位值为 91 分（56~102 分），2 例患者的内镜完全缓解。中位随访 16.5 个月后，尽管停用了所有药物，4 例患者中有 3 例临床和内镜评估达到维持缓解。2003 年，Craig 等对 4 例重症 CD 患者实施自体 HSCT，未出现严重的不良事件，而且均维持临床缓解，移植后 1 年内仅出现轻度结肠炎症。

Burt 等对传统药物治疗无效的 2 例重症 CD 患者实施自体 HSCT，随访 1 年时间，2 例患者均达到临床缓解。其中 1 例患者为 22 岁女性，初始 CDAI 为 308 分，移植前接受了部分回肠和结肠切除术，并接受了 2 年的全肠外营养，还对阿片类药物上瘾。入院时服用 6- 巯基嘌呤和激素。HSCT 后随访的结肠镜检查显示病情明显好转，不再用激素或其他 IBD 治疗药物，同时阿片类药物正在逐渐减量；另外 1 例患者为 16 岁青少年，病史 6 年，初始 CDAI 评分为 267 分，结肠镜检查和小肠检查提示严重的结肠炎、横结肠狭窄和多个小肠跳跃性肠道炎症，体格检查发现腹部肿块。既往曾使用鼻饲、甲氨蝶呤、6- 巯基嘌呤和 5- 氨基水杨酸维持治疗。HSCT 后未服用任何药物，长期随访仍处于无症状临床缓解状态，横结肠狭窄和腹部肿块均已消失。这些研究提示了干细胞治疗在修复损伤的组织黏膜屏障方面的巨大潜能，也为干细胞治疗 IBD 提供了重要临床依据。

二、MSC 治疗 IBD 的临床应用

在 MSC 治疗 IBD 的临床研究中，MSC 在 UC 患者中的应用报道较少（表 8-2）。Lazebnik 等纳入 96 例 UC 患者，44 例接受 MSC 注射治疗，40 例接受以美沙拉嗪为代表的标准治疗，另外 12 例进行 IFX 维持缓解治疗。其中 34 例（72.7%）进行 MSC 移植治疗的患者，自身免疫反应和损伤黏膜的修复与其他两组患者有着显著的差异性，提示 MSC 可以作为一种新的治疗策略。杨波等选择 2012 年 10 月至 2013 年 6 月收治的临床确诊 UC 患者 17 例，根据患者自愿原则将研究对象分为细胞治疗组（7 例）和药物治疗组（10 例）。细胞治疗组采用自体骨髓 MSC 经体外培养扩增细胞，并在肠镜直视下局部黏膜下多点注射，每点注射细胞量约 1.0×10^7 个，每间

表 8-2 MSC 治疗 UC 的临床研究

地区	时间	研究类型	病例数	干细胞来源和种类	移植途径	注射剂量和次数	观察终点	不良事件
中国	2010	回顾性研究	11	人脐带血间充质干细胞	肠系膜下动脉注射	脐带血干细胞，总数 $> 1.0 \times 10^8$，细胞活力 $> 96\%$	完全缓解 7 例，有效 3 例，无效 1 例	无
俄罗斯	2012	1 期临床研究	35	同种异体骨髓间充质干细胞	静脉输注	间隔 1 周每月 3 次	12 个月时，Rach-milewitz 评分、Mayo 评分和 Gebs 评分显著下降（$P < 0.05$）	不详
俄罗斯	2016	1 期临床研究	22	异体骨髓间充质基质细胞	静脉输注	不详	3 年时，治疗组的缓解率为 50%（6/12），对照组为 10%（1/10）	不详
中国	2016	1/2 期临床研究	70	人脐带血间充质干细胞	肠系膜上动脉注射，静脉输注	$2.3 \times 10^7 \sim 4.7 \times 10^7$ 个细胞 /kg，50 mL	干细胞治疗组 3 个月后 Mayo 评分显著降低	无
中国	2018	回顾性研究	35	人脐带血间充质干细胞	静脉输注	$1 \times 10^8 \sim 2.5 \times 10^8$ mL	36 周，治疗组 78%（25/32）患者达到临床缓解，69%（22/32）患者内镜下黏膜愈合	无

隔 30 d 注射 1 次，共注射 3 次；药物治疗组采用规范化药物治疗。结果发现细胞治疗组完全缓解 5 例，部分缓解 2 例；药物治疗组完全缓解 6 例，部分缓解 3 例。随访 3 ~ 14 个月，细胞治疗组无一例复发或症状加重，药物治疗组有 7 例出现复发。

有研究回顾性纳入 106 例激素抵抗或激素依赖的顽固性 UC 患者，其中 36 例接受脐带血单个核细胞（umbilical cord blood mononuclear cell，UCBMC）治疗，治疗方式采用静脉输注，注射细胞量约 1.0×10^8/ 次，每间隔 1 周注射 1 次，共注射 2 次；70 例患者接受硫唑嘌呤治疗 [1.5 mg/（kg·d）]。通过倾向值匹配后创建了 35 对匹配病例（1∶1 匹配）。在治疗后第 8 周，UCBMC 治疗组的临床缓解率、黏膜愈合率显著高于硫唑嘌呤治疗组（$P < 0.05$）；在生物化学的改变方面 UCBMC 组的红细胞沉降率显著低于硫唑嘌呤治疗组（$P < 0.05$）；在安全性方面，在硫唑嘌呤组，2 例患者出现中性粒细胞减少，3 例患者出现丙氨酸转氨酶升高，而 UCBMC 治疗组未观察到明显的不良反应。上述结果提示 UCBMC 对激素抵抗或激素依赖的顽固性 UC 治疗是有效且安全的。

在 MSC 治疗 CD 的研究中（表 8-3），García-Olmo 等开展的 1 期临床研究，用

表 8-3　MSC 治疗 CD 的临床研究

地区	时间	研究类型	病例数	干细胞来源和种类	移植途径	注射剂量和次数	结果	严重不良事件
西班牙	2005	1 期临床研究	4	自体脂肪 MSC	局部注射	不详	3 例 8 周后愈合	无
西班牙	2013	1/2 期临床、开放、单臂研究	24	同种异体脂肪 MSC	局部注射	2×10^7 个干细胞；12 周时瘘管闭合不完全，注射 4×10^7 个干细胞	18 例中 5 例在 24 周后瘘管闭合，24 例中的 7 例 24 周后口闭合	无
澳大利亚	2014	2 期临床、开放标签	15	同种异体脂肪 MSC	静脉输注	每周 2×10^6 个细胞 /kg 持续 4 周	12 例临床应答，8 例临床缓解，7 例内镜下改善	1 例
韩国	2015	2 期临床研究	41	自体脂肪 MSC	局部注射	瘘管直径 ≤ 1 cm，注射 3×10^7 细胞；瘘管的直径 3×10^7 细胞；（d）为 1 cm < d ≤ 2 cm 时，注入 2 倍的细胞数	在 24 个月时，mPP 组 21/26（80.8%）患者瘘管完全愈合，mITT 组 27/36（75%）患者瘘管完全愈合	无
荷兰	2015	开放标签随机对照	21	同种异体骨髓 MSC	局部注射	第 1 组 1×10^7 个细胞，第 2 组 3×10^7 个细胞，第 3 组 9×10^7 个细胞	15 例中 7 例 12 周瘘管愈合	50 起不良事件，发热，脓肿
欧洲	2016	3 期临床研究	212	同种异体脂肪 MSC	局部注射	1.2×10^9 Alofisel	24 周干细胞治疗组 50% 愈合	5 例，肛周脓肿
美国	2016	1 期临床研究	12	自体骨髓 MSC	静脉输注	2×10^6 个细胞 /kg，5×10^6 个细胞 /kg，10×10^6 个细胞 /kg	5/11（45.4%）获得临床反应	共 7 例，2 例可能有关
美国	2017	1 期临床研究	12	GORE Bio A Plug	GORE Bio A Plug	3.5×10^7 个细胞	10 例 6 周愈合	无

续表

地区	时间	研究类型	病例数	干细胞来源和种类	移植途径	注射剂量和次数	结果	严重不良事件
欧洲	2018	3期临床研究	212	同种异体脂肪 MSC	局部注射	1.2×10^9 Alofisel	干细胞治疗组在 52 周 56.3% 缓解	不良事件 76.7%
智利	2018	回顾性研究	11	自体脂肪 MSC	局部注射	$1 \times 10^8 \sim 1.2 \times 10^8$ 个细胞	中位随访 31 个月,10 例完全愈合,1 例部分愈合	无严重不良事件
丹麦	2019	回顾性研究	21	自体脂肪 MSC	局部注射	不详	6 个月后 12 例患者瘘管愈合	2 例小脓肿,1 例尿潴留
中国	2020	队列研究	11	自体脂肪 MSC	局部注射	瘘管直径 < 1 cm,注射 5×10^6 个细胞;瘘管直径为 1~2 cm,注射 10×10^6 个细胞	治疗组 3、6、12 个月时瘘管愈合分别为 10 例、5 例、8 例	无严重不良事件
荷兰	2020	双盲研究	21	异体骨髓 MSC	局部注射	第 1 组 1×10^7 第 2 组 3×10^7 第 3 组 9×10^7	13 例缓解 4 年	无
美国	2020	1 期临床研究	5	自体脂肪 MSC	GORE Bio-A 瘘管塞	3.5×10^7 个干细胞包被在 Gore Bio-A 瘘管塞后插入瘘管	6 个月后 3 例停止引流,2 例引流减少 50% 以上	无
美国	2020	2 期临床研究	50	胎盘干细胞(PDA001)	静脉注射	3 种不同剂量	未见结果发布	
欧洲	2020	1 期临床研究	4	异体脂肪 MSC Darvadstrocel(Alofisel®)	局部注射	3×10^7 个细胞	1/4(25%)在 6 个月时达到临床愈合	无
日本	2022	3 期临床研究	26	MSC 悬液 Darvadstrocel	病灶内注射	120×10^6 个细胞	第 24 周联合缓解率 59.1%,第 52 周时联合缓解率和临床缓解率分别为 68.2% 和 72.7%	1 例恶化,1 例胆红素升高

自体脂肪来源的 MSC 局部注射治疗 5 例 CD 合并肛瘘患者，除了 1 例因在体外培养过程中 MSC 受细菌污染而退出研究外，其余 4 例共 8 处瘘管接受了自体 MSC 瘘管局部注射，随访 12~30 个月（平均 22 个月），75% 瘘管在治疗 8 周后愈合，另外 25% 瘘管虽未完全愈合，但其渗漏明显减少，且治疗过程中未出现明显不良反应。Ciccocioppo 等开展的临床研究中，完成试验的 10 例患者中，7 例瘘管达到完全愈合，3 例瘘管不完全愈合，CDAI 和肛周疾病活动指数（perianal disease activity index, PDAI）评分均下降。Forbes 等开展的 2 期、开放标签、多中心研究中 16 例对 IFX 或 ADA 难治 CD 患者，初始 CDAI > 250 分，受试者接受静脉注射异体骨髓 MSC 治疗，共 4 周。主要观察终点为第 1 次给药后 42 d 的临床应答（评价标准：CDAI 较基线期下降 100 分），次要终点为临床缓解（CDAI < 150）、内镜下改善（CDEIS < 3 或下降 > 5）等。在完成研究的 15 例患者中，平均 CDAI 评分从 370 分降至 203 分（$P < 0.000\,1$）。12 例患者有临床反应，8 例患者有临床缓解，7 例患者的内镜检查改善，其平均 CDEIS 评分从 21.5 分降至 11.0 分。Panés 等进行的一项 3 期随机双盲对照试验中使用同种异体脂肪来源的 MSC，107 例复杂 CD 合并肛瘘患者中有 53 例患者的瘘管愈合，且愈合所需时间缩短，患者 PDAI 评分改善。荟萃分析亦显示 MSC 对于复杂肛瘘有效。2016 年发表在《柳叶刀》杂志的研究报道了脂肪来源 MSC 悬液 Darvadstrocel（Alofisel，又名 Cx601）治疗复杂肛瘘 CD 的多中心随机对照 3 期临床研究的结果，这项研究纳入 212 例患者，其中 107 例患者接受了 Cx601 治疗。在 24 周，Cx601 组有 50% 实现了联合缓解（临床缓解 + 肛瘘缓解），明显优于安慰剂组（34%）。欧盟在 2018 年 3 月批准 Cx601 上市用于 CD 患者复杂性肛瘘的治疗。这是欧洲市场首个获得集中上市许可批准的异体干细胞产品。Cx601 治疗复杂肛瘘的长期疗效观察结果在 2018 年发表，在 52 周时，Cx601 组达到联合缓解和临床缓解的比例均显著高于对照组（56.3% vs 38.6%，$P = 0.010$；59.2% vs 41.6%，$P = 0.013$）。近期日本的一项多中心 3 期临床研究也证实 Cx601 对于伴复杂肛瘘的日本成年 CD 患者安全有效，第 24 周 59.1% 的患者达到联合缓解，第 52 周时联合缓解率和临床缓解率分别为 68.2% 和 72.7%。一项 2 期临床研究（NCT01155362）评估了胎盘干细胞（PDA001）对中重度活动性 CD 患者的疗效，但未见结果发布。这些研究提示干细胞治疗在修复损伤的组织黏膜屏障方面有巨大潜能，也为干细胞治疗 IBD 提供了重要临床依据。

第五节　预处理方案的选择

为了成功移植干细胞，患者必须在移植前接受预处理方案，包括清髓性和非清髓性预处理。

一、清髓性预处理

异基因干细胞移植前的预处理方案包括高剂量化疗，有时结合放疗，是一种广泛使用的治疗方法。当使用高剂量的放疗和化疗时，治疗方式被称为"清髓疗法"。清髓性干细胞移植包括：①骨髓清除性预处理，抑制宿主免疫，并最大限度地杀伤肿瘤细胞；②干细胞输注：建立正常造血及免疫；③移植后免疫抑制，防治移植物抗宿主病（graft-versus-host disease，GVHD）。预处理的主要目的是抑制患者的免疫系统，最大限度清除体内残留的瘤细胞或骨髓内的异常细胞，为供体干细胞"创造空间"，使供者细胞完全植入，替代异常的宿主细胞并发挥作用。传统的异基因 HSCT 通常使用含全身放疗（total body irradiation，TBI）的预处理方案。由于单用 TBI 不能彻底消灭体内的瘤细胞，TBI 必须与化疗药物合用，常用的有环磷酰胺（cyclophosphamide，Cy）和抗胸腺细胞球蛋白（antithymocyte globulin，ATG），TBI-Cy 迄今仍被认为是标准的预处理方案。但是，由于采用了大剂量的放疗 / 化疗作为预处理方案，使得移植过程存在很大风险，患者在移植后免疫功能重建缓慢，排异率高，严重影响患者在移植后的生存质量。

汪涯雅等在一项异基因非清髓与清髓 HSCT 治疗的临床研究中，对 25 例恶性血液病患者进行异基因 HSCT，8 例采用非清髓性预处理，17 例采用清髓性预处理。对 2 组采用不同预处理方案患者移植后在造血重建、嵌合体形成、复发、感染及其他并发症等方面比较。结果发现所有患者均顺利获得造血重建，非清髓组有 6 例出现嵌合体的变化，清髓组均以完全嵌合体形式植入。非清髓组复发率高于清髓组。非清髓组无 1 例发生早期感染，清髓组有 7 例。清髓组出现心功能不全、心律失常、植入综合征、出血性膀胱炎、凝血机制异常等并发症，与预处理毒性有关；非清髓组则与移植前患者的伴发症有关。非清髓组 2 例死亡，清髓组 1 例死亡。总体来说，清髓性 HSCT 的优点：①移植存活率较高，复发率低；②对年轻患者远期效果良好，年轻患者由于体质较好，强烈的放、化疗耐受性好，能取得很好的效果；③完全供体嵌合，由于使用强烈的放疗、化疗，骨髓内的造血干祖细胞基本被清除，供者干细胞可以完全嵌合。缺点：①预处理方案相关毒性显著，TBI 近远期毒副反应强烈，化疗药物引起心、肺、膀胱、肾等重要器官的损害亦明显；②强放疗、化疗带来长时间的骨髓受抑，免疫功能低下，造成感染概率较高，移植相关死亡率随年龄增长而增加；③费用高昂。

清髓性 HSCT 治疗步骤见图 8-1：供者在采集前 5 日皮下注射粒细胞集落刺激因子，使骨髓中 HSC 向外周血游走，以提高外周血 HSC 采集的数量和质量，剂量 5 μg/kg，1 次 /d，外周血白细胞计数达 20×10^9/L 以上即可采集。异基因外周血

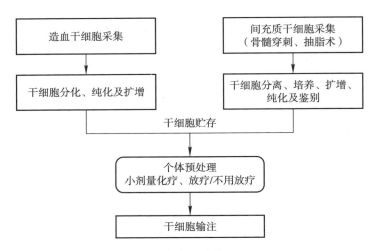

■ **图 8-1** 清髓性干细胞治疗的步骤

HSCT 供受者 ABO 血型不合的患者在 HSC 采集完毕后需除去红细胞以避免输注时发生溶血反应。为了成功移植干细胞，需要对采集到的干细胞进行分离及纯化。目前适合于临床应用的分离纯化策略是用物理学方法初步分离单个核细胞，常用细胞成分分离仪分离外周血单个核细胞，再用免疫学方法进一步纯化细胞，包括单抗阳性选择加阴性选择来进一步提高纯化后细胞的质量。临床最有应用前景的是免疫磁珠纯化法，最后可用流式细胞仪检测和评价纯化后 HSC 的质量和纯度。经动员、分离和纯化的外周 HSC 数量有限，必须进行体外扩增才能满足临床移植，一般所需细胞量应达到 0.75×10^6/kg。关于体外扩增的培养体系，应做到以下两点：①含有 20% 的胎牛血清及自体血浆；②造血生长因子要定期更换，如每周加入一定量的造血因子和新的培养液。将采集到的干细胞低温贮存，研究认为，−196 ～ −80℃是低温保存的标准温度。

二、非清髓性预处理

在自体 HSCT 治疗 CD 的试验中，几乎所有患者都出现了不良事件。大多数并发症与预处理阶段的骨髓消融术有关，包括不可逆的骨髓衰竭，这可能是由于动员时使用了高剂量的环磷酰胺。因此，探索非清髓性预处理方案适应证尤为必要。非清髓性 HSCT 是指通过较小剂量的化疗、放疗（或不用放疗），使供体、受体间产生双向免疫耐受，以利于供者造血干细胞植入形成嵌合体，再利用植入的异基因免疫活性细胞诱导产生效应。常用的预处理方案有氟达拉滨 / 抗胸腺细胞球蛋白联合减低化疗强度的白消安 / 环磷酰胺 / 马法兰。

1998 年，Giralt 等首先提出并开展了非清髓性 HSCT 的临床研究。研究对象为13 例急性髓系白血病、2 例骨髓增生异常综合征患者。这些患者因年龄较大或器官功能障碍而不适合接受常规清髓治疗。在干细胞移植前采用非清髓性预处理方案，研究结果显示植入率高，毒副反应小，疗效确切。国内江学良等率先采用非清髓脐带 HSC 治疗激素抵抗性（指泼尼松龙足量应用 4 周不缓解）UC 12 例，治疗后 12 周，临床缓解 7 例，部分缓解 4 例，无变化 1 例，其中 10 例停用激素，1 例减量，无 1 例出现干细胞治疗相关的并发症。随访 12 个月，复查肠镜，5 例完全缓解，3 例部分缓解，2 例复发。Ruiz 等开展的一项单中心研究对 14 例被诊断患有难治性 CD 的患者进行了自体 HSCT，所有患者在移植前接受了低剂量环磷酰胺的非清髓性方案。预处理包括环磷酰胺（50 mg/kg，持续 4 d）和总剂量为 6.5 mg/kg 的兔抗胸腺细胞球蛋白，在外周血造血干细胞输注前每日给药，持续 4 d。此外，还给予甲泼尼龙（500 mg/d）以降低不良反应的风险，给予美司钠（50 mg/kg，持续 4 d）以降低毒性风险。在移植前和移植后 30 d 内进行临床评估，结果发现，移植前，所有患者的 CDAI>150，移植后 30 d，13 例患者的 CDAI < 150，只有 4 例患者出现与移植直接相关的并发症。此外，该方案改善了患者的整体生活质量，使用较低剂量环磷酰胺的非清髓性自体 HSCT 导致较低的血液学毒性和不良事件发生率。非清髓性 HSCT 的优点：①采用低剂量的预处理方案，减少放疗、化疗的毒性，降低 HSCT 的相关病死率；②对于老年患者、身体虚弱、合并有其他器官功能障碍不适于进行强烈放疗、化疗的患者，通过非清髓预处理，减少对受者的免疫损伤，提高患者的生活质量，扩大适用范围；③此法不需要配型，将免疫原性弱的干细胞移植给患者，具有安全、方便、费用低廉等优点；④如果供体细胞未植活，受体细胞能恢复自身造血功能（<28 d）。缺点：由于降低了预处理的强度，对异常基因的清除不够彻底，可能导致疾病的复发。

　　非清髓性 HSCT 治疗步骤见图 8-2。关于 MSC 的采集，骨髓来源的 MSC 通过

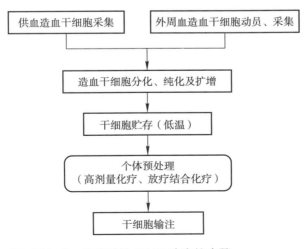

■ **图 8-2**　非清髓性 HSCT 治疗的步骤

常规骨髓穿刺法采集获取；脂肪来源的 MSC 通过抽脂术采集；脐带血来源的 MSC 选择无各种产科并发症的健康足月产妇，分娩后穿刺脐静脉抽取 50 mL 脐带血。4℃ 冰箱保存并于 12 h 内分离。

第六节　干细胞输注方式

关于干细胞输注方式，在动物研究层面上使用最多的注射方式是腹腔注射和静脉注射。GONCALVES 等通过对照研究间充质干细胞治疗结肠炎小鼠模型，发现与腹腔注射相比，受损肠黏膜在静脉移植治疗后明显改善；而 WANG 等从体重变化、大便潜血情况、小鼠生存率及间充质干细胞迁移到结肠组织的数量等方面比较了静脉移植治疗组和腹腔注射组的差异，认为腹腔注射可能是最佳的移植方式；PAN 等在间充质干细胞治疗结肠炎小鼠模型中，从体重变化、生存率、疾病活动指数方面也证实腹腔注射比静脉注射有效。目前尚未得出统一的结论，需要更多的研究进一步探索最佳的移植方式，以指导临床研究。由于静脉注射简单易行，创伤性小，因此在临床研究中，采用静脉注射移植的方式比较多。但是由于药物会在肺部滞留，导致能够到达肠道炎症部位的药物比例降低，进而降低治疗效果。在一项人脐带来源 MSC 治疗作用和安全性的临床研究中发现，静脉输注 MSC 治疗后，UC 弥漫性深部溃疡明显改善，随访中数位患者 Mayo 评分和组织学评分下降，与治疗前比明显改善（$P < 0.05$），随访期间无慢性副作用及后遗症，提示静脉输注 MSC 用来治疗 UC 是安全有效的。局部注射是 MSC 治疗 CD 合并肛瘘的有效方式，同时将自体 MSC 附着于可吸收基质，然后将其置入肛瘘中也具有较好效果。经肠系膜上动脉注射 MSC 有助于增加到达肠道炎症部位的药物浓度，治疗效果较好，但是该给药方式对患者具有一定的侵入性，因此优势整体不明显。

综上所述，目前在临床上关于 MSC 治疗 IBD 的大多为小样本回顾性研究及个案报道，还需要大样本临床前瞻性研究报道进一步证实其有效性。

第七节　干细胞治疗炎症性肠病的安全性

一、HSCT 治疗 IBD 的安全性

HSCT 最初用于治疗同时患有淋巴瘤和白血病的 CD 患者。1992 年，Yin JA 首次报道了 1 例 39 岁的 UC 合并急性髓系白血病的患者接受了化学疗法及同种异体

HSCT，之后 4 年患者的急性髓系白血病及 UC 病情都得到了部分缓解。1993 年，Drakos 等报道了第一例伴有 CD 的淋巴瘤患者，在接受异体 HSCT 后病情有所改善，随访 6 个月期间未报告不良事件。Ditschkowski 回顾性分析了 7 例 CD 患者和 4 例特发性 UC 患者在 1994 年 7 月至 2002 年 8 月期间因急性和慢性髓系白血病和骨髓增生异常综合征接受异体 HSCT 治疗的过程。移植后 34 个月的随访结果显示，10 例患者存活，除 1 例移植后早期出现轻度持续性 CD 症状外，所有患者均未在移植后出现复发。1 例患者直到死亡前都没有症状复发。

目前 HSC 治疗 IBD 的研究主要集中在自体 HSCT 方面。Jauregui 等报道了一项关于 26 例自体 HSCT 治疗难治性 CD 患者的前瞻性研究，在干细胞动员期间，16 例患者（62%）出现发热性中性粒细胞减少症，包括 1 例菌血症和 2 例感染性休克。在干细胞动员后，5 例患者退出研究，共 21 例患者进入下一阶段。其中，20 例（95%）患有发热性中性粒细胞减少症，3 例（27%）表现出肛周 CD 活动恶化，6 例（28.5%）出现抗胸腺细胞球蛋白反应，12 例（57%）出现黏膜炎，2 例（9.5%）出现出血性并发症。在前 12 个月的随访中，病毒感染是最常见的并发症，1 例患者死于全身性巨细胞病毒感染。另外研究指出，在干细胞动员和准备期间使用抗生素显著降低了严重并发症的发生率。Lopez 等报道了 29 例自体造血干细胞移植的重症难治 CD 患者，在第一年内镜缓解率达 61%，5 年时约半数患者出现复发，但 80% 复发患者自体 HSCT 后重新获得了临床缓解。在 2007 年 6 月 28 日至 2011 年 9 月 1 日期间，来自 11 个欧洲移植单位的 45 例难治性 CD 患者参加了一项 3 期临床研究（ASTIC），随访 1 年时，40 例有可用数据的患者中 1 例死亡（在预处理期 20 d 后死于窦性阻塞综合征），1 例退出，23 例患者发生严重的与移植相关的感染，考虑与大剂量环磷酰胺的使用相关。另外研究还指出，几乎所有患者都经历了非严重的不良事件，感染最常见。随后进行的 ASTIClite 研究发现低剂量环磷酰胺同样有效，且缩短了粒细胞缺乏持续时间、减少了感染的发生，然而复发率高。

以上报道提示自体 HSCT 易合并感染且复发率高，这也是 2011 年以后自体 HSCT 治疗 CD 患者例数下降的原因之一，但自体 HSCT 目前仍是重症难治 CD 患者有效的治疗选择。2018 年，ECCO 和欧洲血液和骨髓移植学会（European Society for Blood and Marrow Transplantation，EBMT）联合介绍了自体 HSCT 治疗重度 CD 的临床应用，提出目前的临床研究仅限于散发病例报告、小规模临床研究和数据库分析层面，推荐自体 HSCT 仅在专业中心进行。

二、MSC 移植治疗 IBD 的安全性

Lazebnik 等报道了干细胞治疗 UC 的优化问题，在接受同种异体骨髓 MSC 移植给药的患者中，1 个月内给药 3 次的患者与 1 个月内给药 1 次的患者相比，复发 UC

的风险更低。2010 年，江学良的一项研究纳入 11 例激素抵抗的 UC 患者，经肠系膜下动脉注射非清髓脐带血干细胞后随访 12 个月，无一例出现干细胞治疗相关的并发症。Hu 等报道了一项在中重度 UC 患者中进行的 1/2 期、24 个月随机对照研究，最终 70 例患者完成该试验，试验组 34 例患者除基础治疗外，接受 2 次脐带血间充质干细胞输注，1 次静脉注射，1 次肠系膜上动脉注射，间隔 7 d，输注后无明显不良反应，随访期间未出现慢性副作用。Liang Chen 等对 106 例诊断为激素抵抗型 UC 患者进行了回顾性研究，36 例患者接受脐带血单个核细胞注射，随访 36 周，未观察到严重不良事件。脐带血 MSC 移植似乎是一种有效且安全的治疗方法，但需要进一步的前瞻性研究及随访数据来确定脐带血 MSC 在难治性 UC 治疗中的潜在作用及安全性。

在骨髓 MSC 的研究中，Duijvestein 等报道了自体骨髓 MSC 治疗难治性 CD 的研究，随访 6 个月没有发生严重的不良事件。Molendijk 等报道了一项随机、双盲、安慰剂对照、剂量递增的临床研究，21 例符合条件的 CD 肛瘘患者被随机分配注射不同剂量的同种异体骨髓 MSC，研究期间观察到 50 起不良事件，主要为发热，所有纳入的患者均未报告与 MSC 注射有关的不良事件。接受 1×10^7 个干细胞治疗组的 1 例患者，在瘘管手术干预后 15 个月发展为盲肠腺癌，该研究分析后考虑与遗传因素有关（患者的叔叔在 42 岁时死于直肠癌）。治疗后 4 年，Barnhoorn 等报道了同种异体骨髓 MSC 治疗 CD 肛瘘的长期观察结果，没有发现与干细胞移植相关的严重不良事件。Dhere 等对 12 例中重度 CD 患者进行了 1 期临床研究，随机分配到 3 个治疗组：低剂量（2×10^6/kg）、中剂量（5×10^6/kg）和高剂量（10×10^6/kg）。7 例患者出现严重不良事件，2 例可能与干细胞治疗有关，低剂量组的 1 例患者在输注后 9 d 出现急性阑尾炎，中剂量组的 1 例患者在输注后 30 d 出现艰难梭菌结肠炎。由于样本量小且随访时间非常短，需要对自体骨髓 MSC 输注进行更大规模和更长期的研究，才能验证其安全性。

在脂肪组织来源的 MSC 的研究中，1 例存在直肠阴道瘘的年轻 CD 患者在手术及药物治疗无效的情况下，通过直肠近阴道后壁处注射脂肪 MSC，1 周后发现瘘管完全闭合。Garcia 等利用自体脂肪 MSC 治疗 CD 合并肛瘘的前瞻性 1 期临床研究，随访期间（平均 22 个月，12～30 个月），该研究显示出令人鼓舞的结果，治愈率高达 75%，没有失禁风险，也没有观察治疗相关的副作用发生，表明利用自体脂肪 MSC 治疗 CD 合并肛瘘安全有效。Portilla 等报道了一项同种异体脂肪 MSC 治疗 CD 复杂性肛周瘘的开放标签、单臂、多中心 1/2a 期临床研究。24 例患者初次局部注射 2×10^7 个脂肪 MSC。如果在第 12 周时瘘管闭合不完全，则随后局部注射 4×10^7 个脂肪 MSC。在初次给药后对受试者随访至第 24 周，未观察到与治疗相关的不良事件。局部注射脂肪 MSC 似乎是治疗 CD 患者肛瘘的一种简单、安全的疗法，不过需要更多的研究来进一步证实其安全性。Forbes 等进行的一项 2 期临床研究，对生物制剂治疗无效的 15 例 CD 患者经过异体脂肪 MSC 静脉输注治疗后，进行了 6 周的随访，报道了一例严重不良事件（由异常增生或肿块引起的腺癌，6%），但该患者可能在 MSC 移植之前就存在癌症，该例严重不良事件可能与治疗无明显相关性，然而不能完全排除 MSC 导致异常增生发展为癌症的可能性。Cho 等于 2010 年 1 月至 2012 年 8 月在韩国 5 家医院进行了为期 1 年的 2 期临床研究，41 例患者中，30 例（73.2%）共报告了 53 起不良事件，最常见的不良事件为腹痛（17.1%）、湿疹（9.8%）、疾病恶化（9.8%）、肛门炎症（7.3%）、腹泻（7.3%）和发热（7.3%）。未观察到与自体脂肪 MSC 相关的不良事件。前述 Cx601 治疗复杂肛瘘 CD 的 3 期临床研究结果发现，107 例接受 Cx601 治疗的患者中 68 例（66%）发生过不良事件，5 例发生过与治疗相关的严重不良事件，主要是肛周脓肿；105 例患者接受了安慰剂治疗，其中 66 例（65%）发生过不良事件，7 例发生过与治疗相关的严重不良事件，主要是肛周脓肿，两组差异无明显统计学意义。2020 年 Zhou 等报道了对 22 例 CD 合并肛瘘患者进行的一项开放标签临床研究，两组中最常见的不良事件是肛周疼痛，没有观察到严重不良事件。Lightner 等采用自体脂肪 MSC 包被的 Gore Bio-A 瘘管塞治疗 5 例 CD 合并难治性直肠阴道瘘患者，在治疗及随访期间未发生严重不良事件。因此，与 MSC 相关的严重不良事件相对少见。

HSCT 的主要问题是由于预处理方案及移植本身而导致发生感染的风险较高。目前关于 MSC 移植的严重不良反应少见，是否存在长期潜在风险，如致瘤性风险，需要更多随访数据进行支持，以进一步评估 IBD 患者获益与风险。

第八节　问题及展望

干细胞治疗 IBD 仍处于探索阶段，尚缺乏大样本的病例报道，一些问题需进一步临床研究验证。首先，选用何种类型的干细胞，MSC、HSC 和 ASC 在 IBD 的治疗中已有临床应用。有研究指出 AFSC 能够促进皮肤伤口的愈合，修复先天性心脏病患儿的心脏，并具有多向分化潜能及免疫抑制作用，但目前关于 AFSC 在 IBD 的应用尚无临床研究报道。其次，临床治疗方案需标准化，包括选择何种治疗方式，如清髓法、非清髓法、静脉注射、局部注射等；还有来源、最佳剂量、注射间隔时间和次数等均无定论。目前关于不同的治疗方法在 IBD 的临床研究多为单中心研究及个案报道，仍需要大样本的临床研究报道进行验证。最后，干细胞在体内的转化分化机制如何，患者接受干细胞治疗的最佳时机，如何进一步提高移植成功率，治疗后疗效能持续多久等，这些问题都是未来基础及临床研究需要进一步聚焦的方向。

近年来，有报道通过病毒转染等方式将一些特异性外源基因（*ICAM-1*、*IL-25*、*IL-35*、*IL-37b*、*CXCR4* 等）导入 MSC 中，构建基因工程化 MSC，改善 MSC 的性能，增强其迁移能力，增加其归巢至损伤部位的数量。研究还发现 MFC 来源的外泌体 MSC-Exo 能弥补 MSC 应用中的不足，保留 MSC 的大部分生物活性，但无恶性分化且免疫原性更低，具有良好的临床应用前景。最新着眼于 ISC 的研究进展提示，将 ISC 进行 3D 培养形成的类器官将有助于进一步深入揭示 IBD 的免疫机制，而且可以通过内镜下输注类器官到病变部位，因此 ISC 及类器官具有广阔的应用前景。由上可见，随着技术的不断创新，临床经验的不断丰富，相信干细胞移植治疗 IBD 将会成为新的趋势。

（江学良　陈良　陈婷婷　余佳丽　柯剑林）

参 考 文 献

［1］江学良. 非清髓脐带血干细胞治疗激素抵抗型溃疡性结肠炎临床研究 [J]. 中华消化内镜杂志，2010，27（8）：423 - 426.

［2］Soontararak S, Chow L, Johnson V, et al. Mesenchymal stem cells（MSC）derived from induced pluripotent stem cells（iPSC）equivalent to adipose-derived MSC in promoting intestinal healing and microbiome normalization in mouse inflammatory bowel disease mode [J]. Stem Cells Transl Med，2018，7（6）：456-467.

［3］Devetzi M, Goulielmaki M, Khoury N, et al. Genetically-modified stem cells in treatment of human diseases：tissue kallikrein（KLK1）-based targeted therapy（review）[J]. Int J Mol Med，2018，41（3）：1177-1186.

［4］Ma C, Wu W, Lin R, et al. Critical role of CD6highCD4[+] T cells in driving Th1/Th17 cell immune responses and mucosal inflammation in IBD [J]. J Crohns Colitis，2019，13（4）：510-524.

［5］Xu J, Wang X, Chen J, et al. Embryonic stem cell-derived mesenchymal stem cells promote colon epithelial integrity and regeneration by elevating circulating IGF-1 in colitis mice [J]. Theranostics，2020，10（26）：12204-12222.

［6］García-Olmo D, García-Arranz M, Herreros D, et al. A phase I clinical trial of the treatment of Crohn's fistula by adipose mesenchymal stem cell transplantation[J]. Dis Colon Rectum，2005，48（7）：1416-1423.

［7］Panés J, García-Olmo D, Van Assche G, et al. Expanded allogeneic adipose-derived mesenchymal stem cells（Cx601）for complex perianal fistulas in Crohn's disease：a phase 3 randomised，double-blind controlled trial [J]. Lancet，2016，388（10051）：1281-1290.

［8］Hawkey C J, Allez M, Clark M M, et al. Autologous hematopoetic stem cell transplantation for refractory Crohn's disease：a randomized clinical trial [J]. JAMA，2015，314（23）：2524-2534.

［9］Burt R K, Craig R M, Milanetti F, et al. Autologous nonmyeloablative hematopoietic stem cell transplantation in patients with severe anti–TNF refractory Crohn's disease：long-term follow-up[J]. Blood，2010，116（26）：6123–6132.

［10］Ruiz M A，Kaiser R L，De Quadros L G，et al. Low toxicity and favorable clinical and quality of life impact after non-myeloablative autologous hematopoietic stem cell transplant in Crohn's disease[J]. BMC Res Notes，2017，10（1）：495.

［11］Wang M，Liang C，Hu H，et al. Intraperitoneal injection（IP），intravenous injection（IV）or anal injection（AI）？best way for mesenchymal stem cells transplantation for colitis [J]. Sci Rep，2016，6：30696.

［12］Pan X H，Li Q Q，Zhu X Q，et al. Mechanism and therapeutic effect of umbilical cord mesenchymal stem cells in inflammatory bowel disease [J]. Sci Rep，2019，9（1）：17646.

［13］Hu J，Zhao G，Zhang L，et al. Safety and therapeutic effect of mesenchymal stem cell infusion on moderate to severe ulcerative colitis [J]. Exp Ther Med，2016，12（5）：2983–2989.

［14］Jauregui-Amezaga A，Rovira M，Marín P，et al. Improving safety of autologous haematopoietic stem cell transplantation in patients with Crohn's disease [J]. Gut，2016，65（9）：1456–1462.

［15］Lindsay J O，Allez M，Clark M，et al. Autologous stem-cell transplantation in treatment-refractory Crohn's disease：an analysis of pooled data from the ASTIC trial [J]. Lancet Gastroenterol Hepatol，2017，2（6）：399–406.

［16］Pockley A G，Lindsay J O，Foulds G A，et al. A review on behalf of the EBMT autoimmune diseases working party and the autologous stem cell transplantation in refractory CD–low intensity therapy evaluation study investigators [J]. Front Immunol，2018，9：646.

［17］Chen L，Gao Y，Zhang Z，et al. Umbilical cord blood mononuclear cell therapy induces clinical remission of steroid-dependent or –resistant ulcerative colitis patients [J]. Oncotarget，2018，9（19）：15027–15035.

［18］Barnhoorn MC，Wasser M，Roelofs H，et al. Long-term evaluation of allogeneic bone marrow-derived mesenchymal stromal cell therapy for Crohn's disease perianal fistulas [J]. J Crohns Colitis，2020，14（1）：64–70.

［19］Dhere T，Copland I，Garcia M，et al. The safety of autologous and metabolically fit bone marrow mesenchymal stromal cells in medically refractory Crohn's disease – a phase 1 trial with three doses [J]. Aliment Pharmacol Ther，2016，44（5）：471–481.

［20］Panés J，García–Olmo D，Van Assche G，et al. Long-term efficacy and safety of stem cell therapy（Cx601）for complex perianal fistulas in patients with Crohn's disease [J]. Gastroenterology，2018，154（5）：1334–1342.

［21］Zhou C，Li M，Zhang Y，et al. Autologous adipose-derived stem cells for the treatment of Crohn's fistula-in-ano：an open-label，controlled trial [J]. Stem Cell Res Ther，2020，11（1）：124.

［22］Lightner A L，Dozois E J，Dietz A B，et al. Matrix-delivered autologous mesenchymal stem cell therapy for refractory rectovaginal Crohn's fistulas [J]. Inflamm Bowel Dis，2020，26（5）：670–677.

［23］Wainstein C，Quera R，Fluxá D，et al. Stem cell therapy in refractory perineal Crohn's disease：

long-term follow-up [J]. Colorectal Dis，2018，6：68–75.

［24］Dige A，Hougaard H T，Agnholt J，et al. Efficacy of injection of freshly collected autologous adipose tissue into perianal fistulas in patients with Crohn's disease [J]. Gastroenterology，2019，156（8）：2208–2216.

［25］Nikolic M，Stift A，Reinisch W，et al. Allogeneic expanded adipose-derived stem cells in the treatment of rectovaginal fistulas in Crohn's disease [J]. Colorectal Dis，2021，23（1）：153–158.

［26］Lucafò M，Muzzo A，Marcuzzi M，et al. Patient-derived organoids for therapy personalization in inflammatory bowel diseases [J]. World J Gastroenterol，2022，28（24）：2636–2653.

［27］Wakisaka Y，Sugimoto S，Sato T. Organoid medicine for inflammatory bowel disease [J]. Stem Cells，2022，40（2）：123–132.

郑重声明

高等教育出版社依法对本书享有专有出版权。任何未经许可的复制、销售行为均违反《中华人民共和国著作权法》，其行为人将承担相应的民事责任和行政责任；构成犯罪的，将被依法追究刑事责任。为了维护市场秩序，保护读者的合法权益，避免读者误用盗版书造成不良后果，我社将配合行政执法部门和司法机关对违法犯罪的单位和个人进行严厉打击。社会各界人士如发现上述侵权行为，希望及时举报，我社将奖励举报有功人员。

反盗版举报电话　　（010）58581999　58582371
反盗版举报邮箱　dd@hep.com.cn
通信地址　北京市西城区德外大街4号　高等教育出版社知识产权与法律事务部
邮政编码　100120

读者意见反馈

为收集对教材的意见建议，进一步完善教材编写并做好服务工作，读者可将对本教材的意见建议通过如下渠道反馈至我社。

咨询电话　400-810-0598
反馈邮箱　gjdzfwb@pub.hep.cn
通信地址　北京市朝阳区惠新东街4号富盛大厦1座　高等教育出版社总编辑办公室
邮政编码　100029

防伪查询说明

用户购书后刮开封底防伪涂层，使用手机微信等软件扫描二维码，会跳转至防伪查询网页，获得所购图书详细信息。

防伪客服电话　　（010）58582300